Labyrinthe für Senioren

Coach

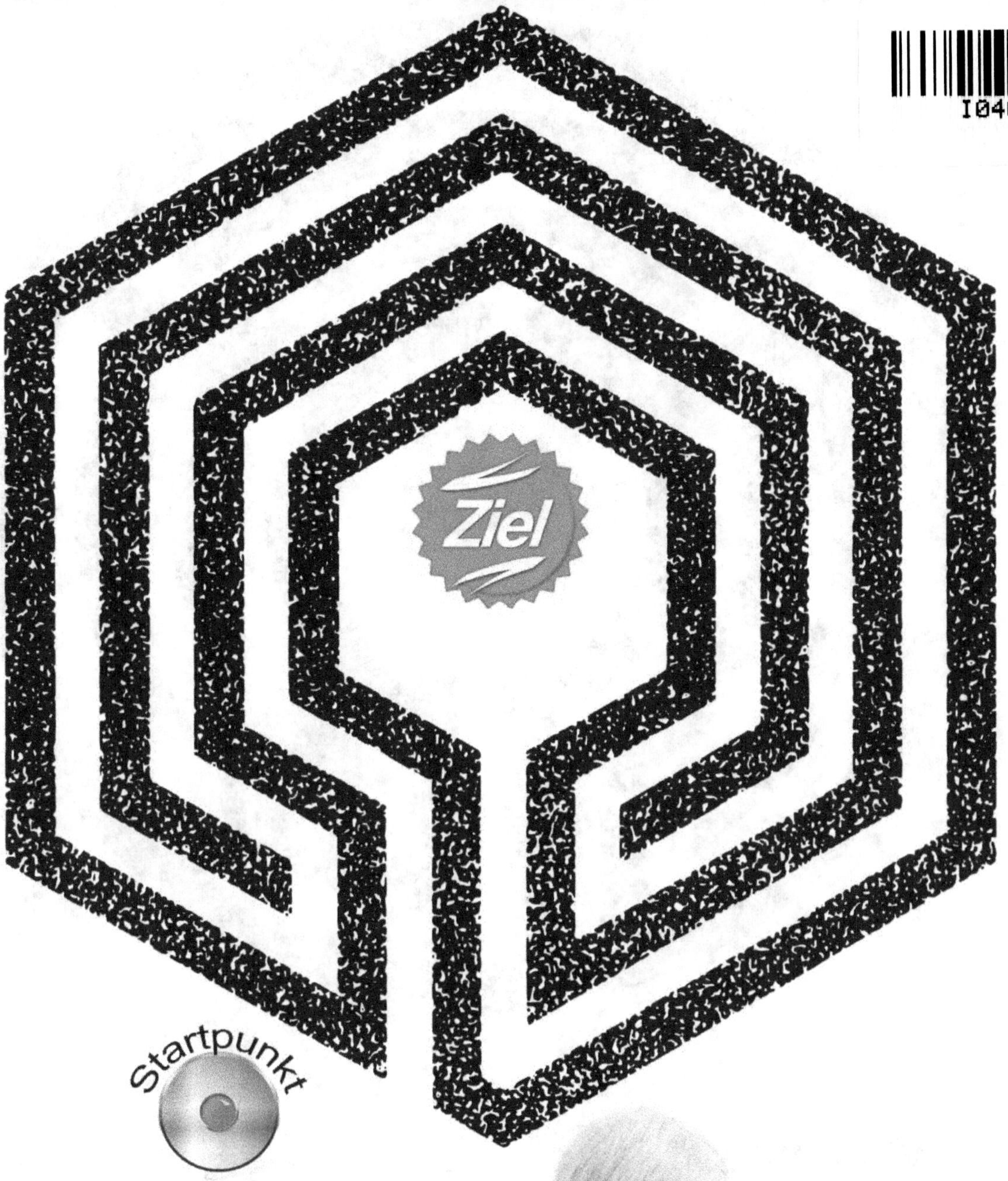

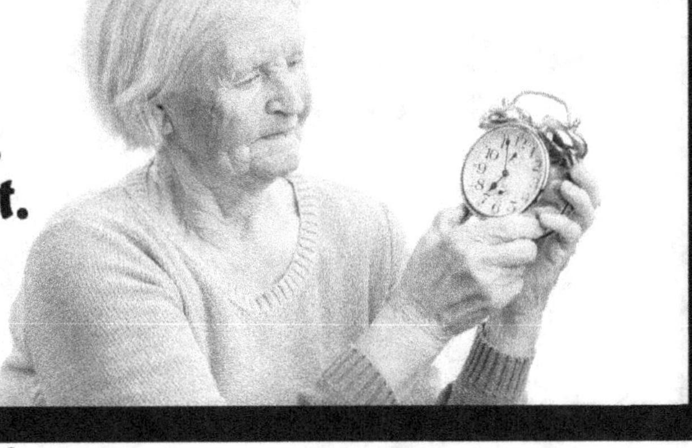

**Zeit die wir uns nehmen,
ist Zeit, die uns etwas gibt.**

Text: Ernst Ferstl

Labyrinthe für Senioren — Coach

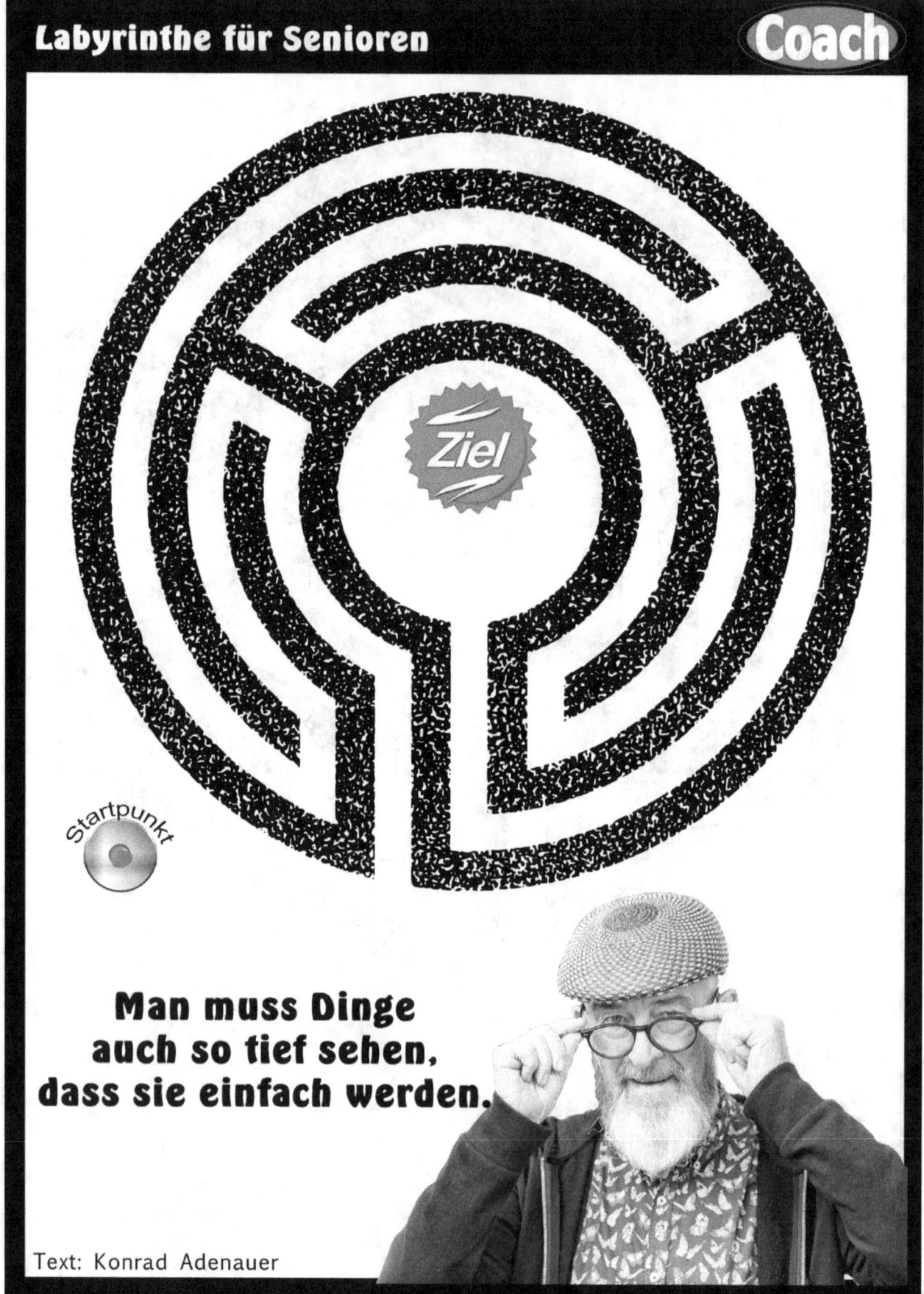

Man muss Dinge auch so tief sehen, dass sie einfach werden.

Text: Konrad Adenauer

Copyright © 2019 by Denis Geier
Quellenangabe siehe Seite 44
Herstellung / Imprint: Independently published
ISBN: 9781693830808

Labyrinthe für Senioren

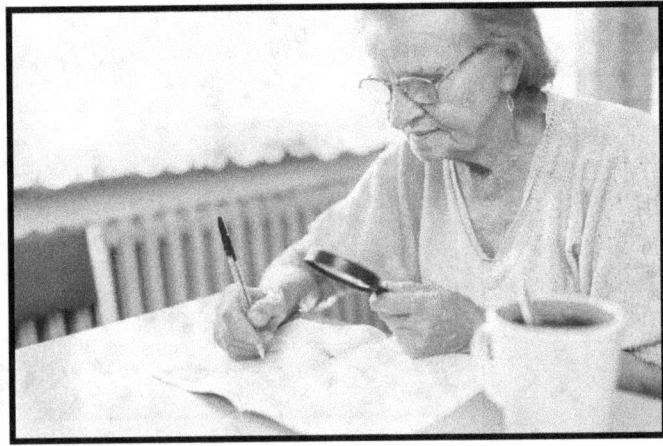

Kurzzeitaktivierung zur spielerischen Förderung der Handmotorik

Diese großformatigen Senioren-Labyrinth-Kopiervorlagen, eignen sich hervorragend als einfache, abwechslungsreiche und unterhaltsame Beschäftigungsmaßnahme für zwischendurch. Eine Herausforderung, die die meisten Bewohner Ihrer Senioreneinrichtung mit Sicherheit ohne große Vorbereitung und Erklärung – sofort – selbständig durchführen können. Denn die Aufgabenstellung ist hier sehr leicht: „Finden Sie bitte den Weg ins Ziel – gestartet wird dabei immer am Startpunkt."

Zur Durchführung benötigten Ihre Senioren lediglich noch einen Stift (nicht im Lieferumfang enthalten) und eine von Ihnen angefertigte Fotokopie (Kopien sind nicht im Lieferumfang enthalten, sondern nur die Kopiervorlagen, die Sie als Betreuer bitte mit einem Fotokopierer noch anfertigen müssen).
Und schon kann der Spaß beginnen!

<u>Tipp für Ihre Bewohner:</u> Manchmal ist es ratsam, den Lösungsweg schon einmal vorab mit dem Zeigefinger auf der Kopiervorlage zu suchen und diesen dann erst im Nachhinein einzuzeichnen.

<u>Tipp für Sie als Betreuer/-in:</u> Als Alltagsbegleiter oder Betreuungsassistent sollten Sie bei der Auswahl des richtigen Labyrinths (Schwierigkeitsgrad) unbedingt darauf achten, dass die Bewohnerinnen und Bewohner, für die Sie dieses Labyrinth ausgesucht und kopiert haben, nicht mit der Lösungsfindung überfordert sind. In diesem Heft finden Sie deshalb auch unterschiedlich schwere Vorlagen, von einfach bis schwer. Gegebenenfalls erklären Sie bitte die Aufgabe auch noch einmal Ihren Senioren mit Ihren eigenen Worten. Die Lösungswege finden Sie selbstverständlich auch in diesem Heft, schauen Sie dafür bitte auf Seite 40 bis 43.

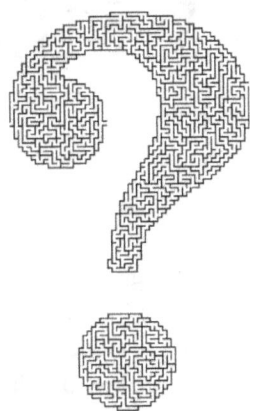

**Sie finden uns im Internet unter
www.AktivierungsCoach.de**

Das Werk, ist urheberrechtlich geschützt.
Jede Verwendung ist ohne Zustimmung unzulässig. Zuwiderhandlungen werden strafrechtlich verfolgt.

Entdecken Sie unser reichhaltiges Buchsortiment auf:

www.AktivierungsCoach.de

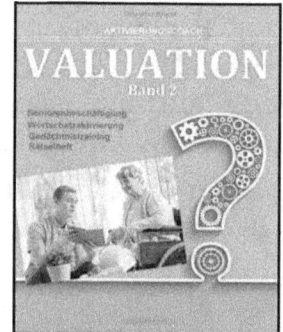 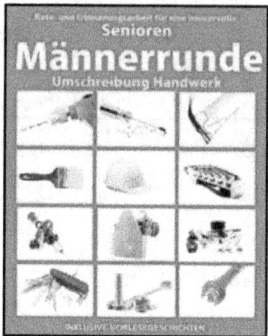 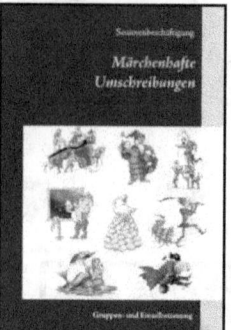 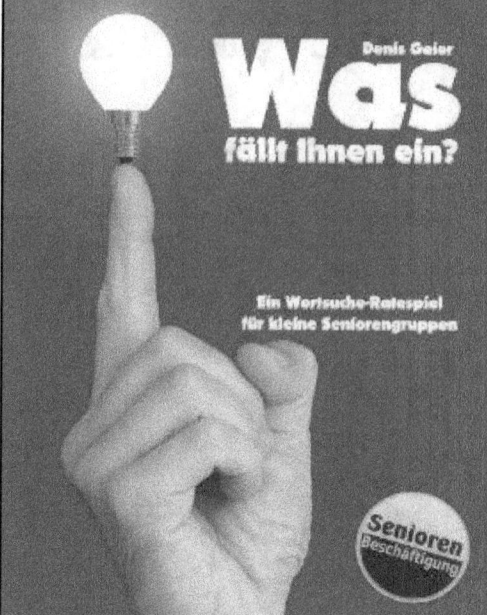
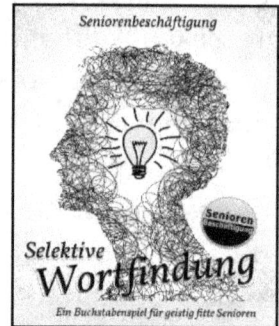 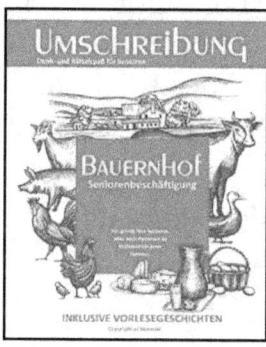 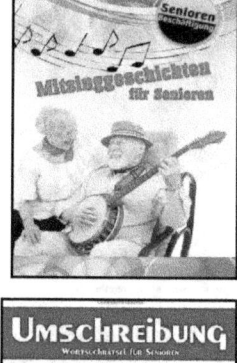
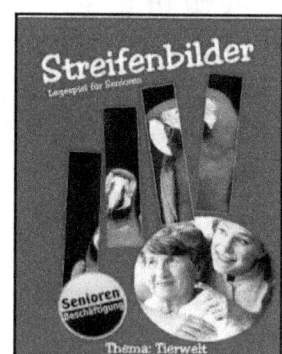 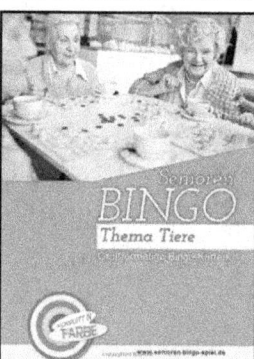 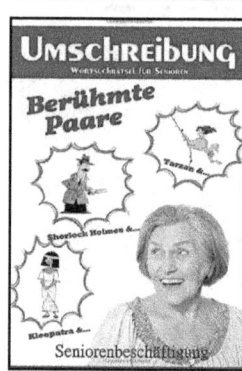 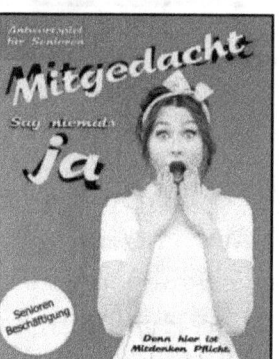

Sehr geehrte Leserinnen und Leser,

stetig sind wir bemüht, Ihnen interessante und spannende Buchprojekte zu präsentieren. Dabei versuchen wir auch, Ihnen als freie Selfpublisher möglichst professionelle und unterhaltsame Texte anzubieten. Alle diese Texte werden mit großer Liebe und Hingabe erstellt und anschließend von einem professionellen Korrektor geprüft. Dennoch kann es vorkommen, dass sich der ein oder andere kleine Fehler trotz aller Sorgfalt eingeschlichen hat. Sollte dies der Fall sein, bitten wir, dies zu entschuldigen. Über eine kurze Info- bzw. Fehler-E-Mail würden wir uns freuen, sodass wir diesen Fehler zeitnah entfernen können.

Wir wünschen Ihnen weiter viel Vergnügen mit unseren Büchern und verbleiben mit freundlichen Grüßen

Denis Geier

Labyrinthe für Senioren

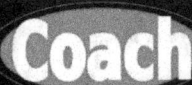
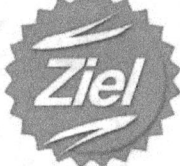

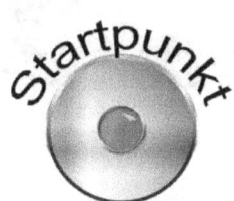
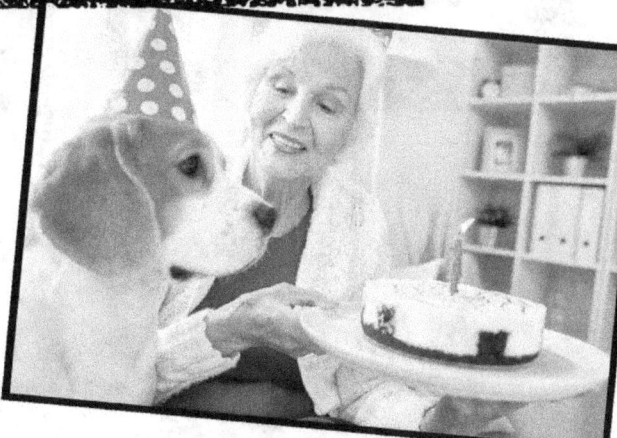

Je mehr Kerzen deine Geburtstagstorte hat, desto weniger Atem hast du, um sie auszublasen.

Text: Jean Cocteau

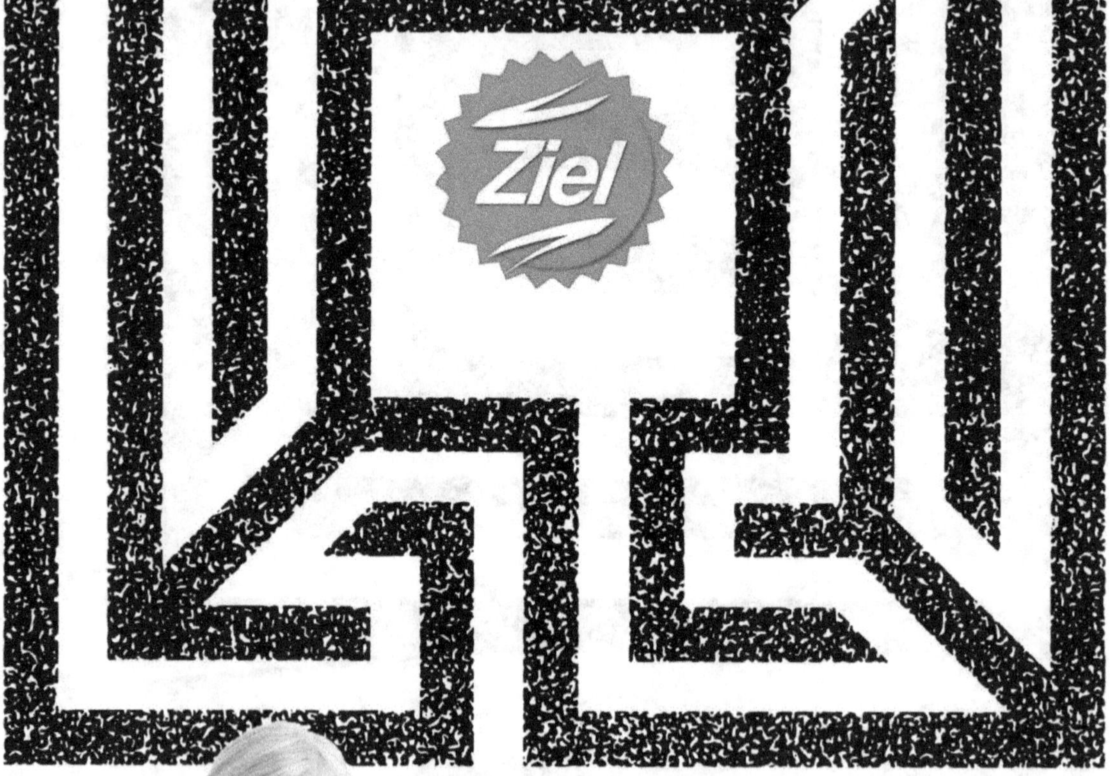

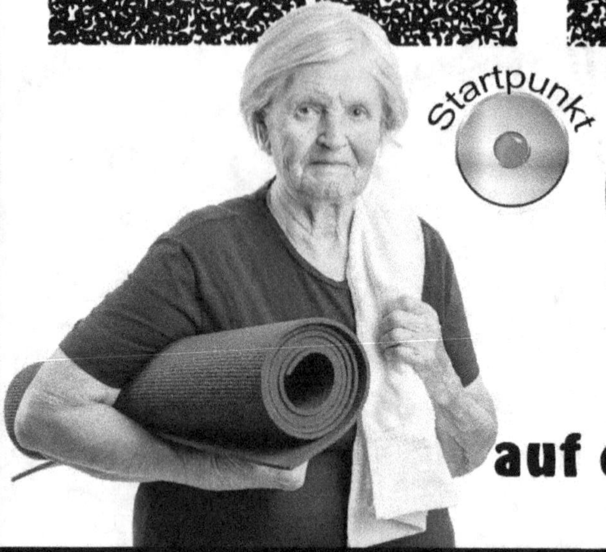

Labyrinthe für Senioren

Die schwierigste Turnübung ist immer noch, sich selbst auf den Arm zu nehmen.

Text: Werner Finck

Labyrinthe für Senioren — Coach

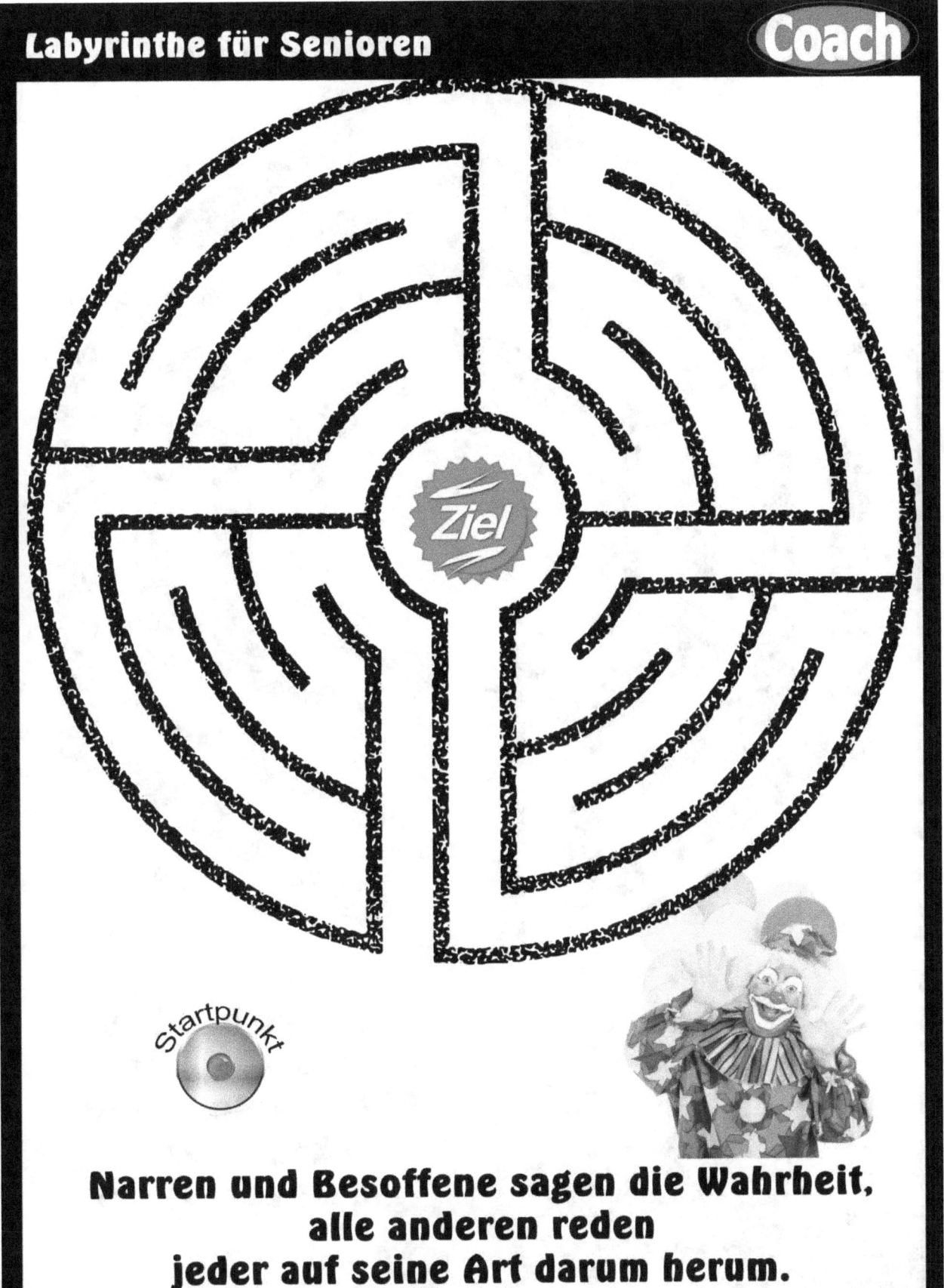

Narren und Besoffene sagen die Wahrheit, alle anderen reden jeder auf seine Art darum herum.

Text: Franz Kern

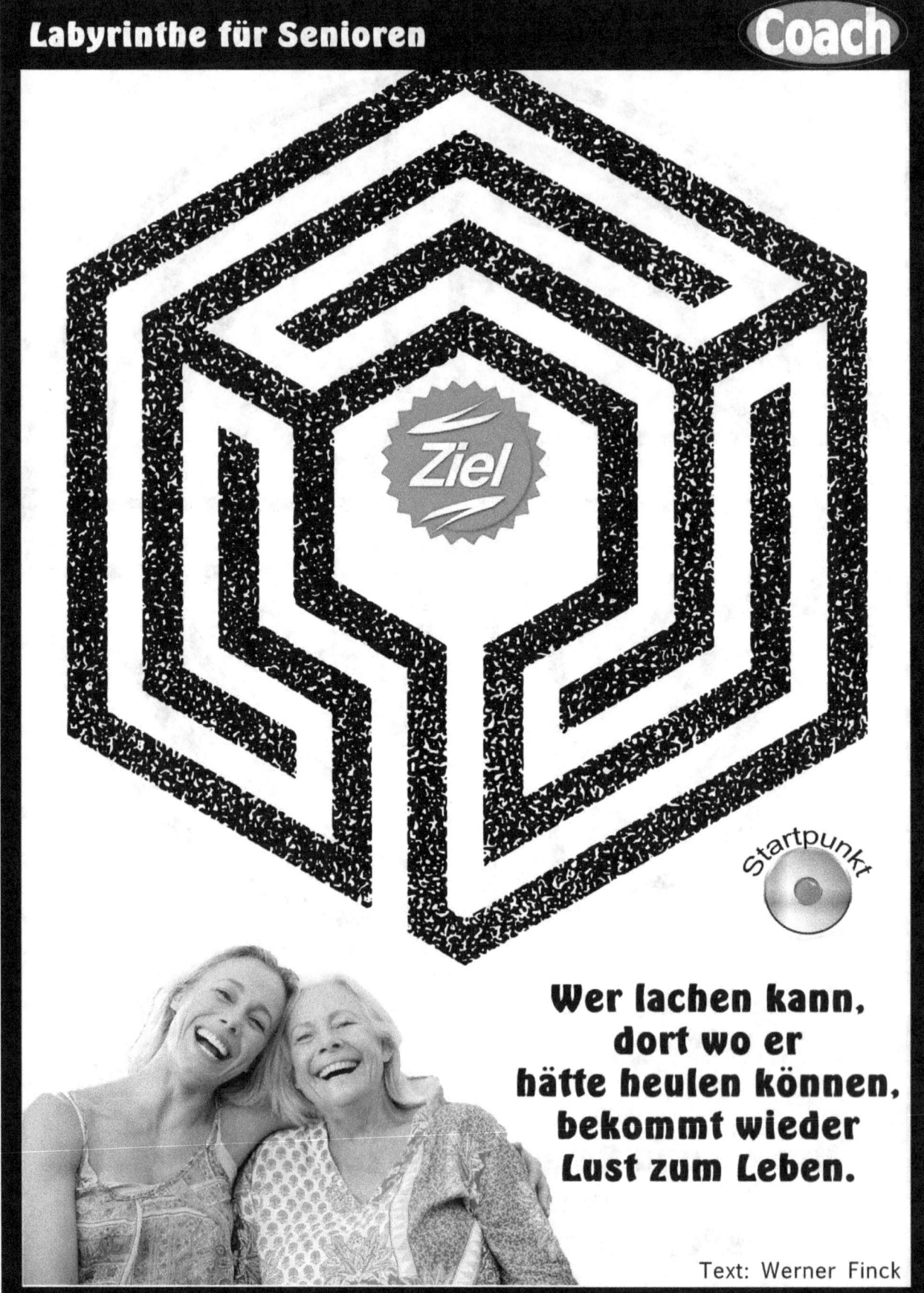

Labyrinthe für Senioren

Coach

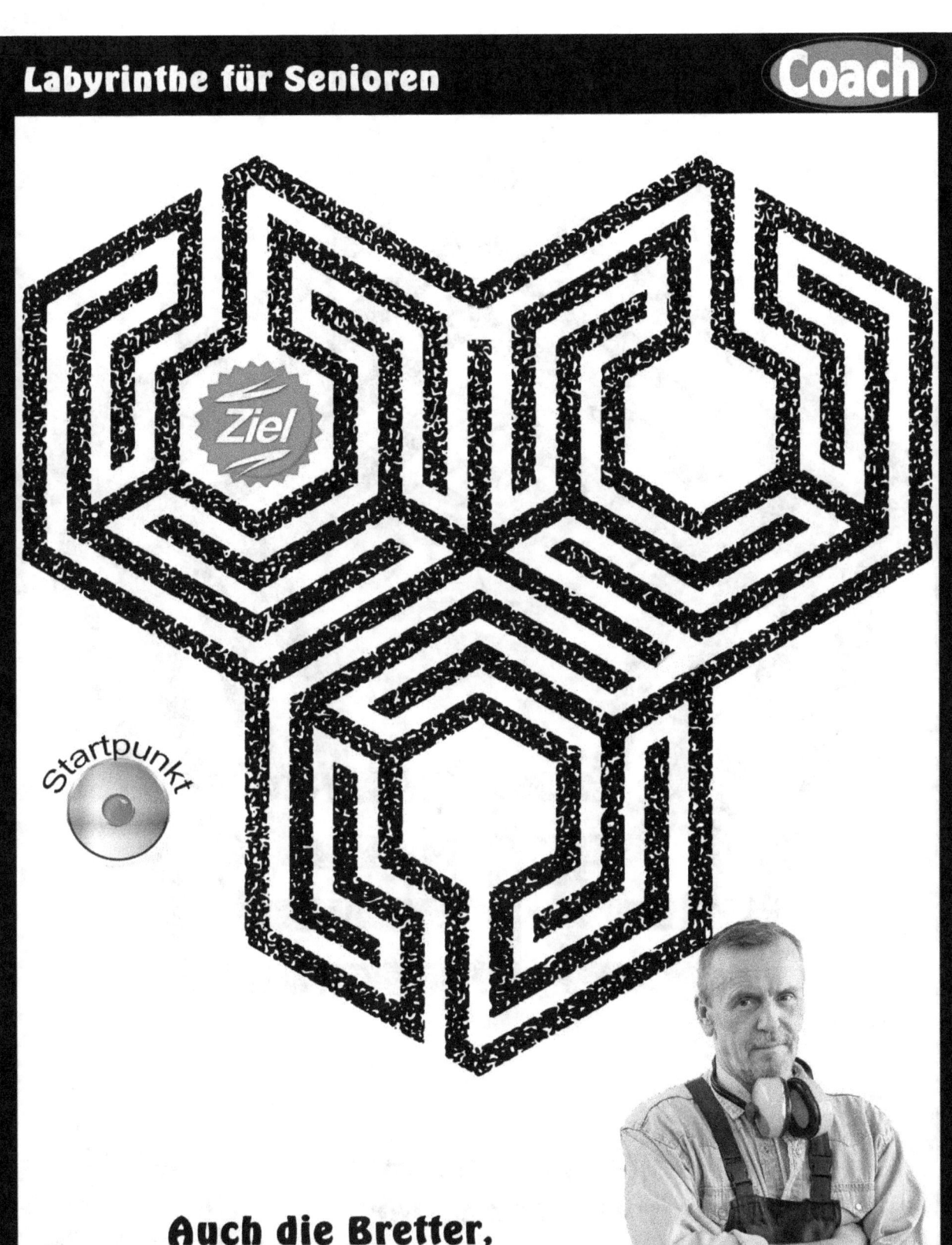

**Auch die Bretter,
die mancher vor dem Kopf trägt,
können die Welt bedeuten.**

Text: Werner Finck

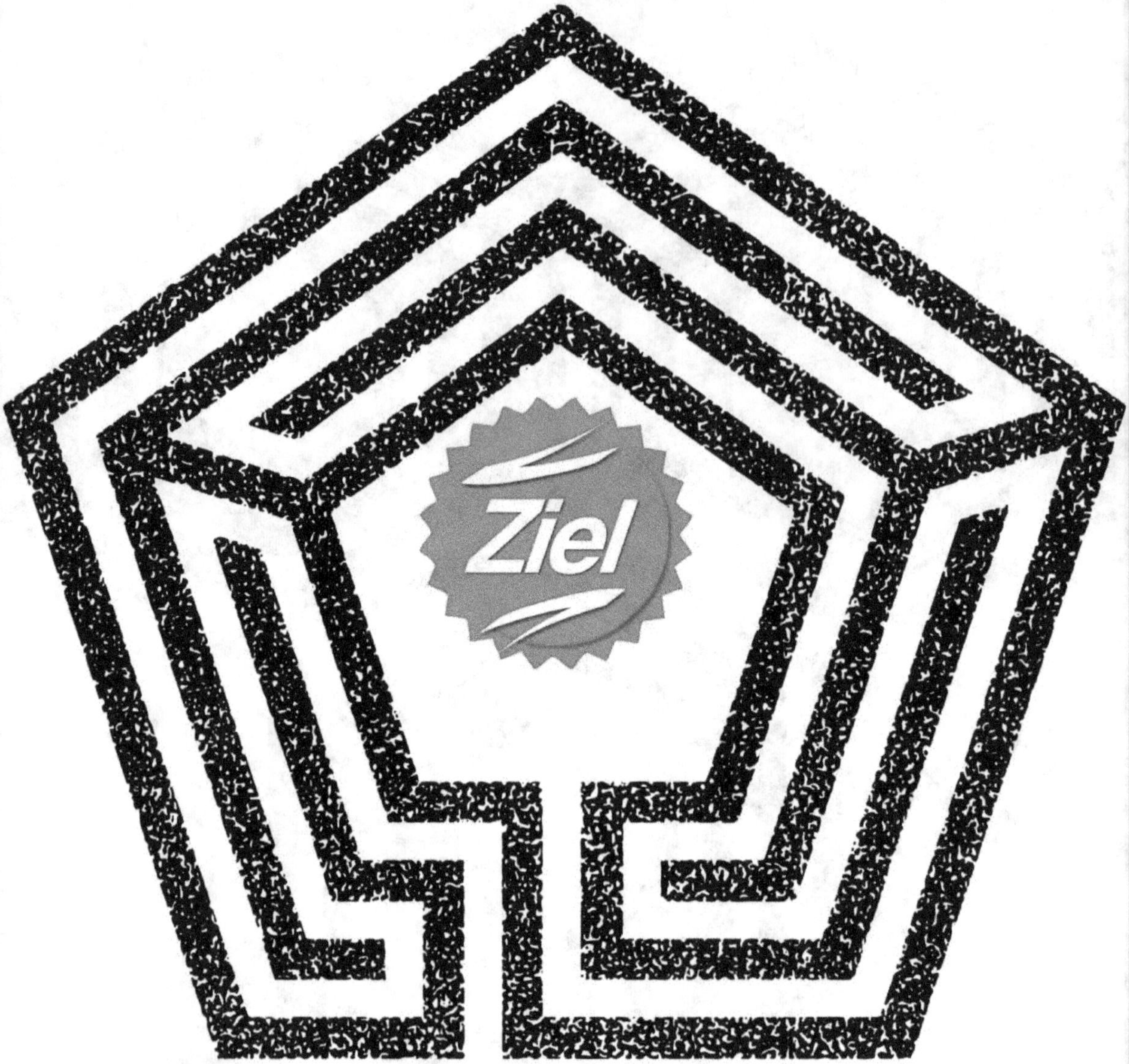

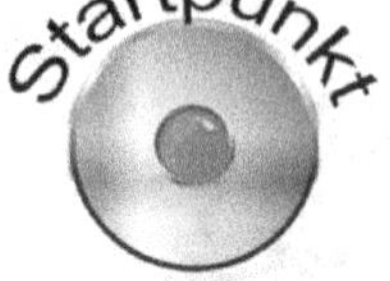

Labyrinthe für Senioren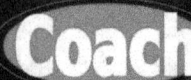

**Manche Politiker muss man behandeln wie rohe Eier.
Und wie behandelt man rohe Eier?
Man haut sie in die Pfanne.**

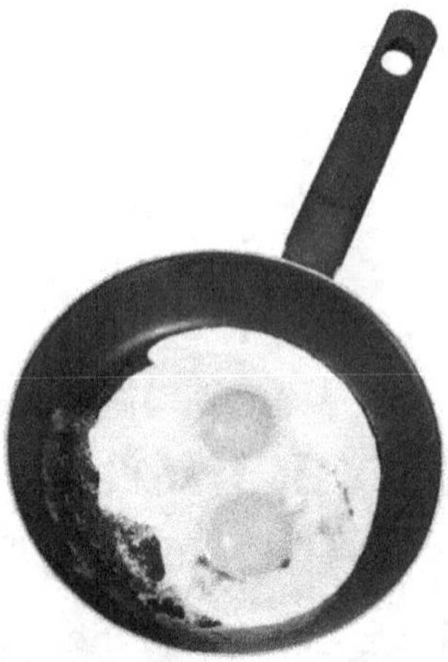

Text: Dieter Hallervorden

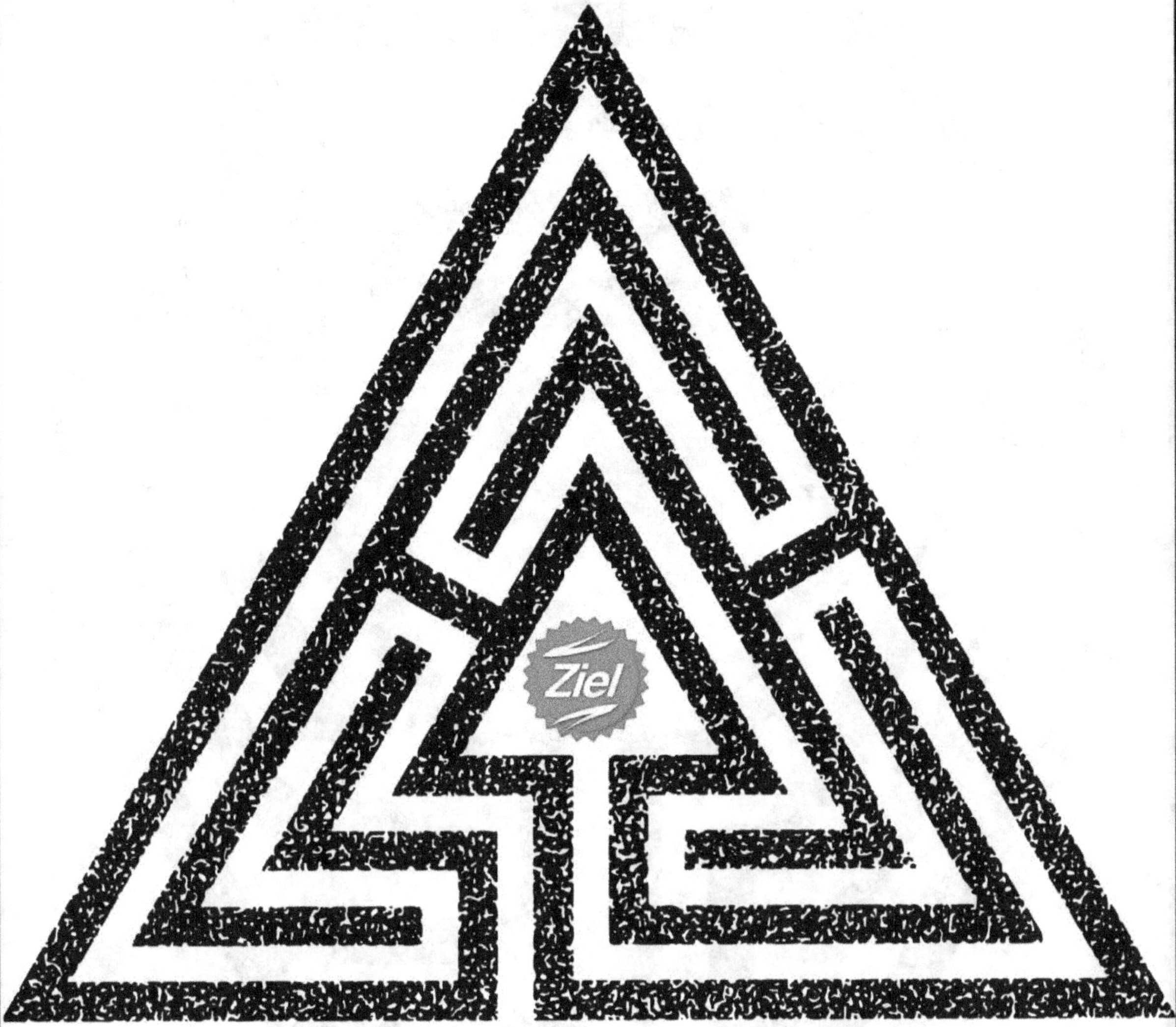

Labyrinthe für Senioren — Coach

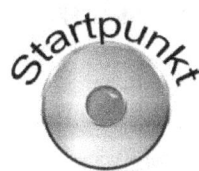

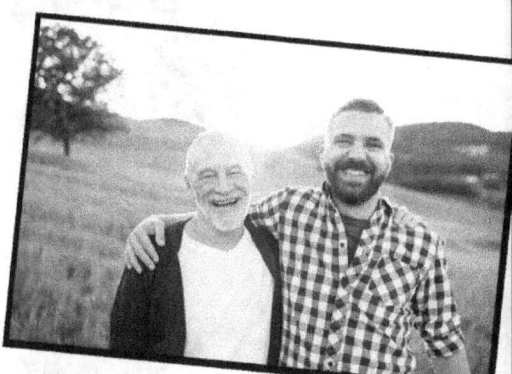

**Fordere viel von dir selbst
und erwarte wenig von den anderen.
So wird dir Ärger erspart bleiben.**

Text: Konfuzius

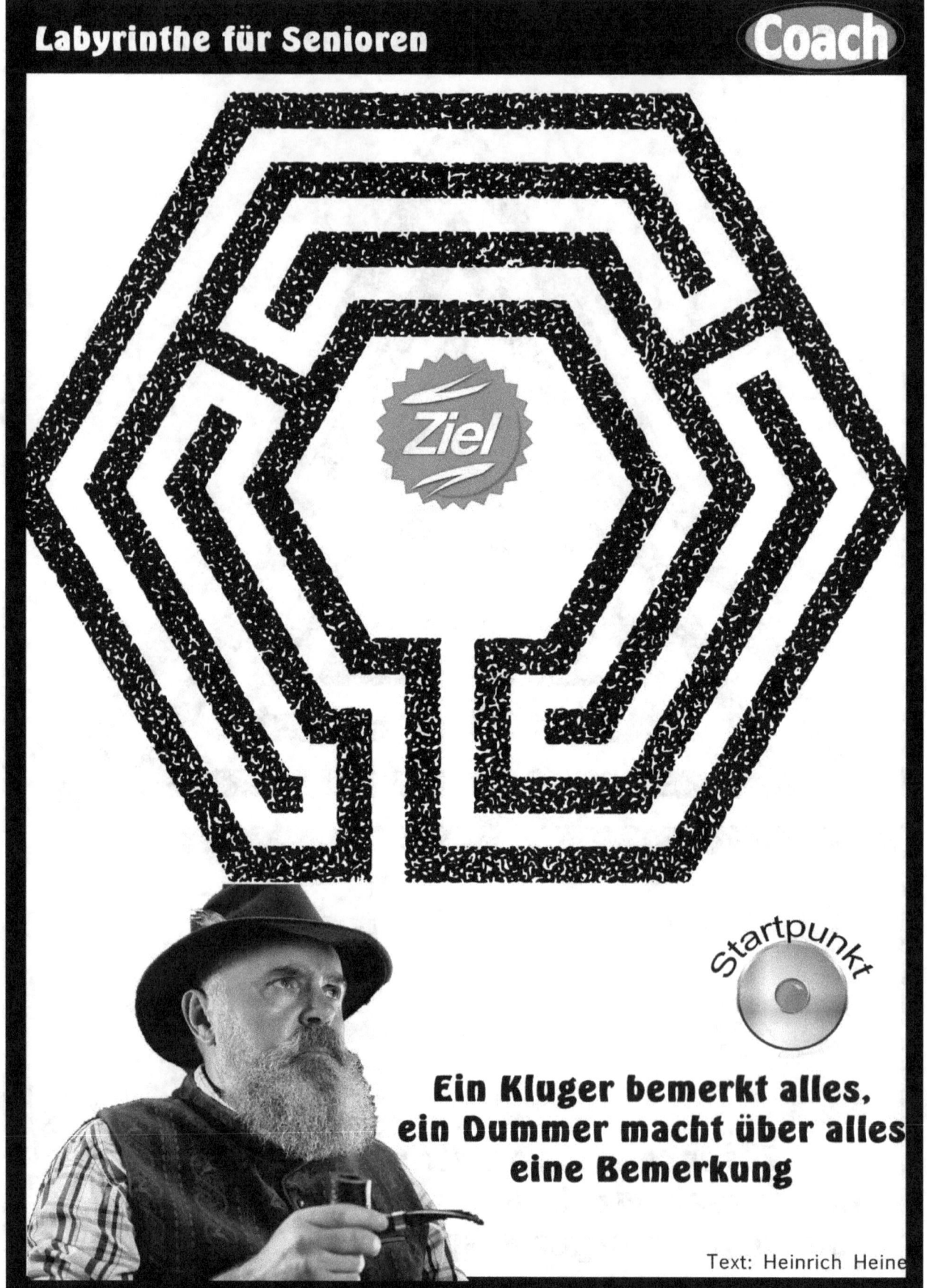

Labyrinthe für Senioren

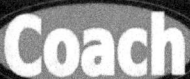

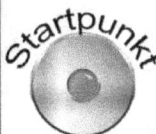

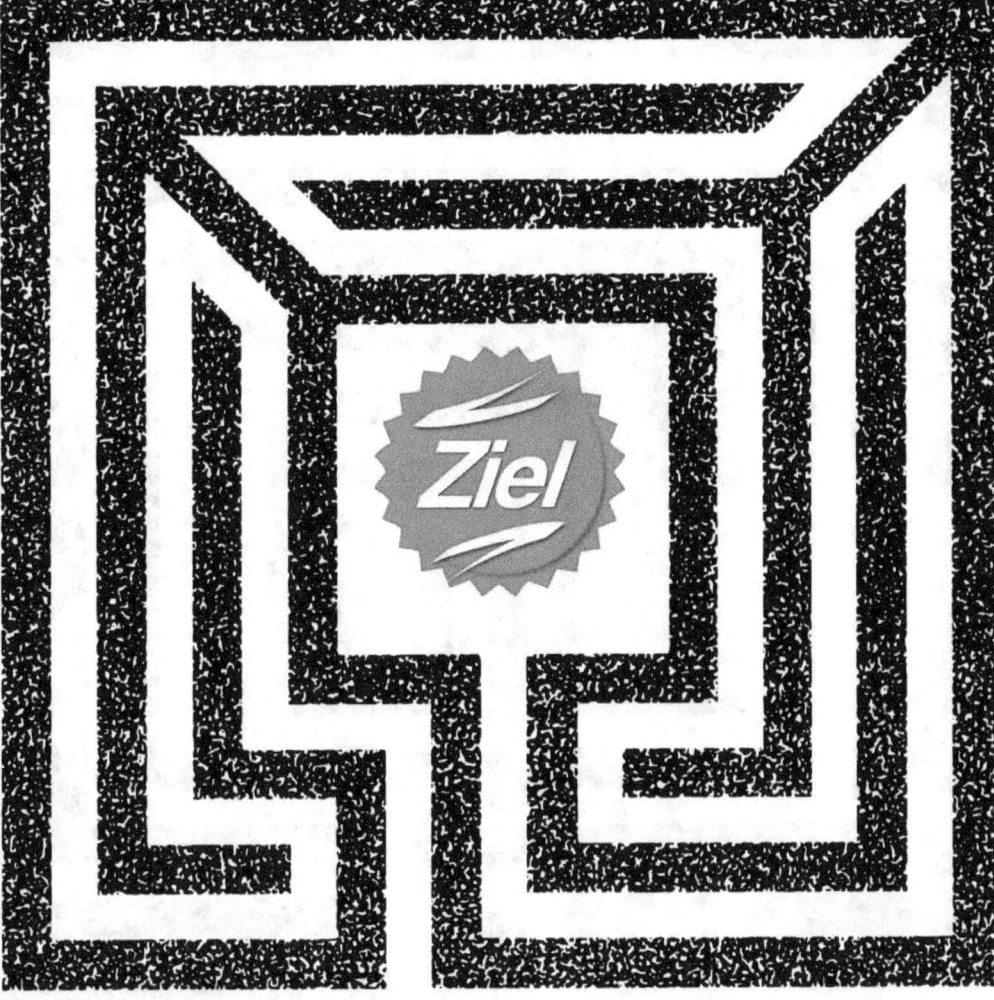

**Die Lüge ist wie ein Schneeball:
Je länger man ihn wälzt,
desto größer wird er.**

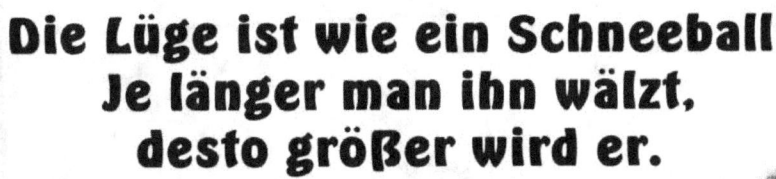

Text: Martin Luther

Labyrinthe für Senioren

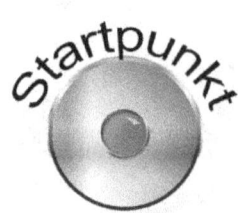

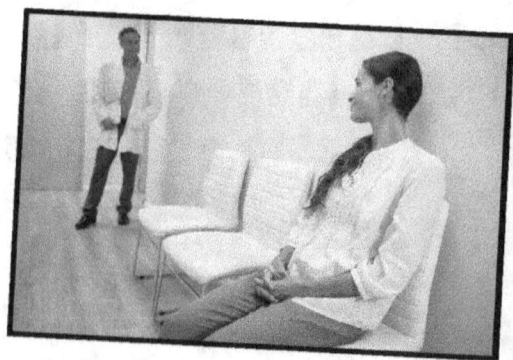

Die Wartezeit, die man bei Ärzten verbringt, würde in den meisten Fällen ausreichen, um selbst Medizin zu studieren.

Text: Dieter Hallervorden

Labyrinthe für Senioren

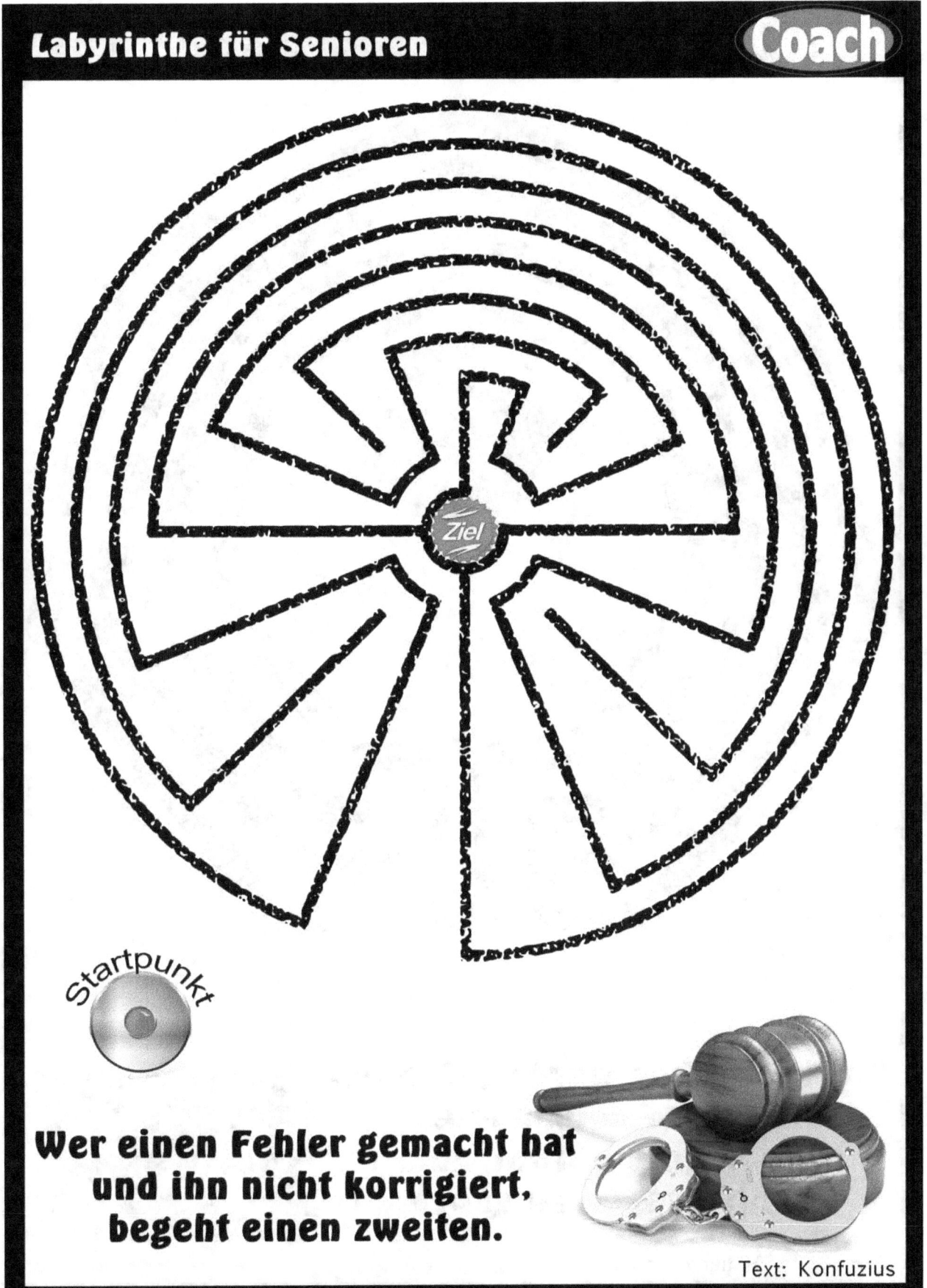

Wer einen Fehler gemacht hat und ihn nicht korrigiert, begeht einen zweiten.

Text: Konfuzius

Labyrinthe für Senioren

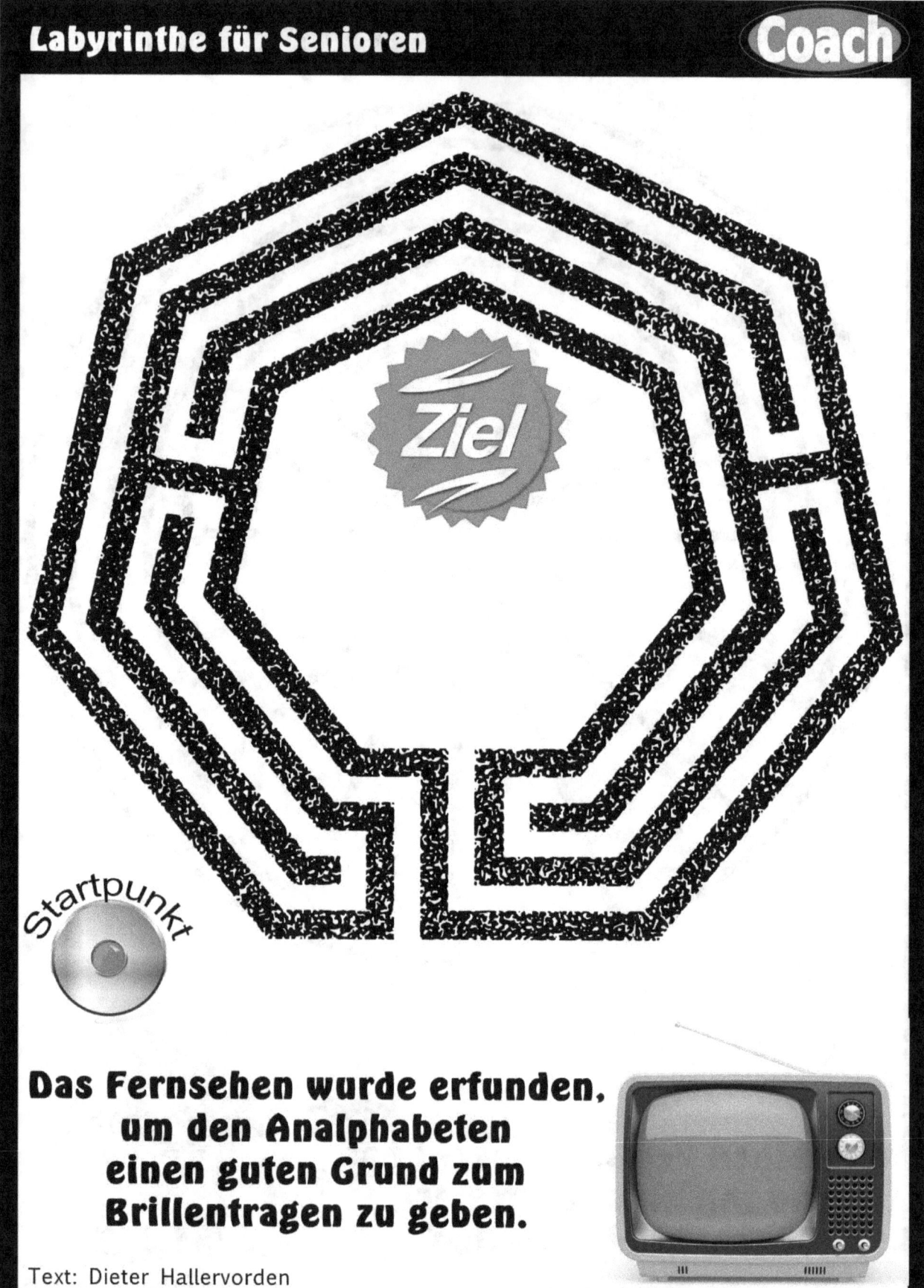

Das Fernsehen wurde erfunden, um den Analphabeten einen guten Grund zum Brillentragen zu geben.

Text: Dieter Hallervorden

Labyrinthe für Senioren

Eine lahme Katze ist mehr wert als ein schnelles Pferd, wenn der Palast voller Mäuse ist.

Texter: Unbekannt (China)

Labyrinthe für Senioren

Coach

Ziel

Startpunkt

Es gibt Kamele mit einem Höcker, und es gibt welche mit zwei Höckern, die größten Kamele aber haben keinen.

Text: Arthur Schopenhauer

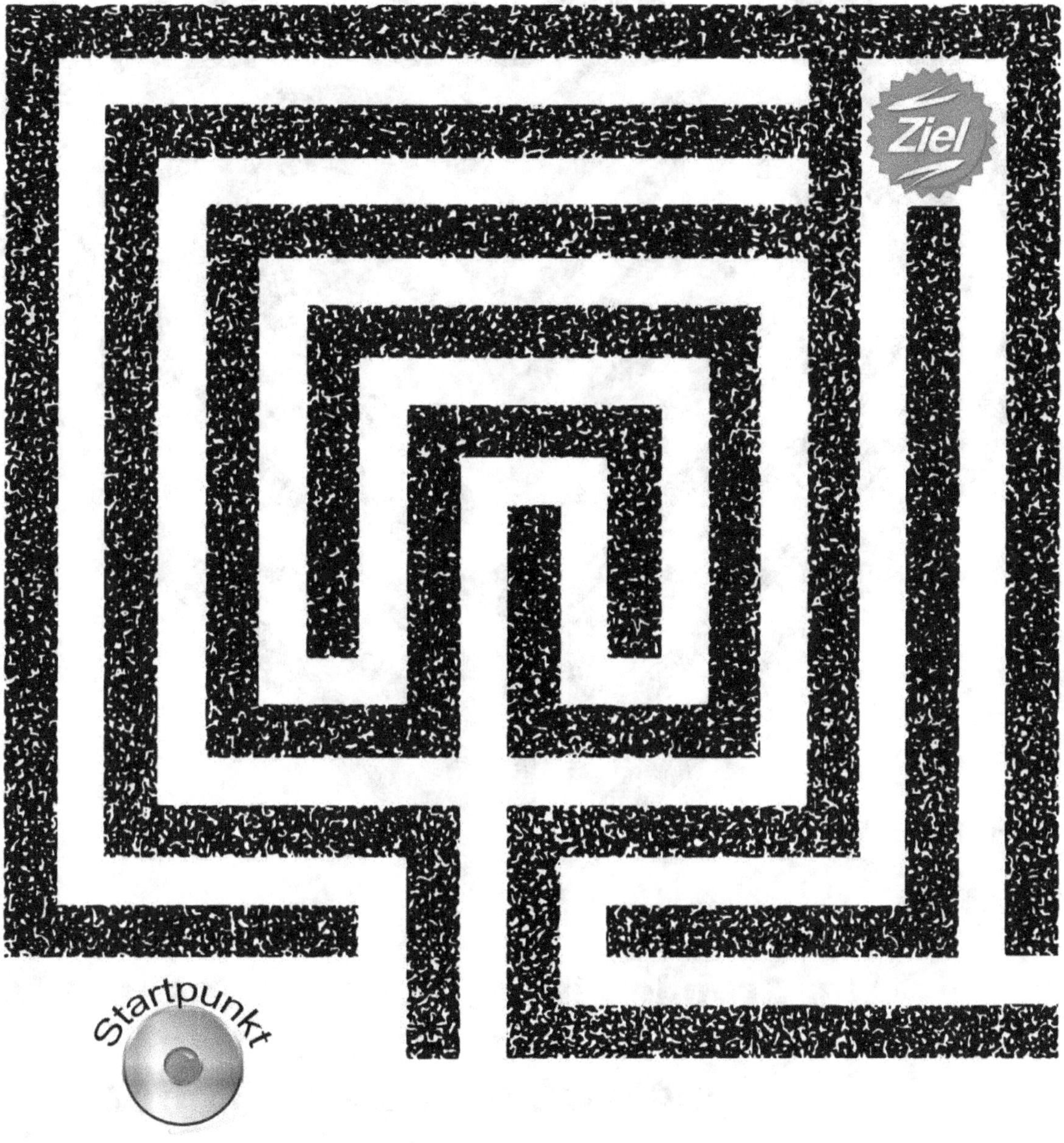

Labyrinthe für Senioren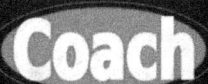

Der Mensch unterscheidet sich vom Affen allein schon dadurch, dass er sagen kann: "Mensch, bin ich ein Affe!"

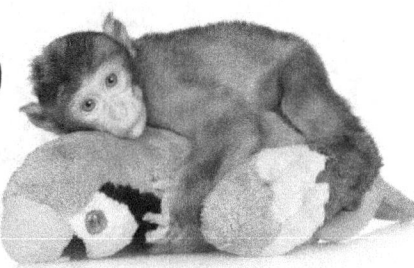

Text: Ernst Ferstl

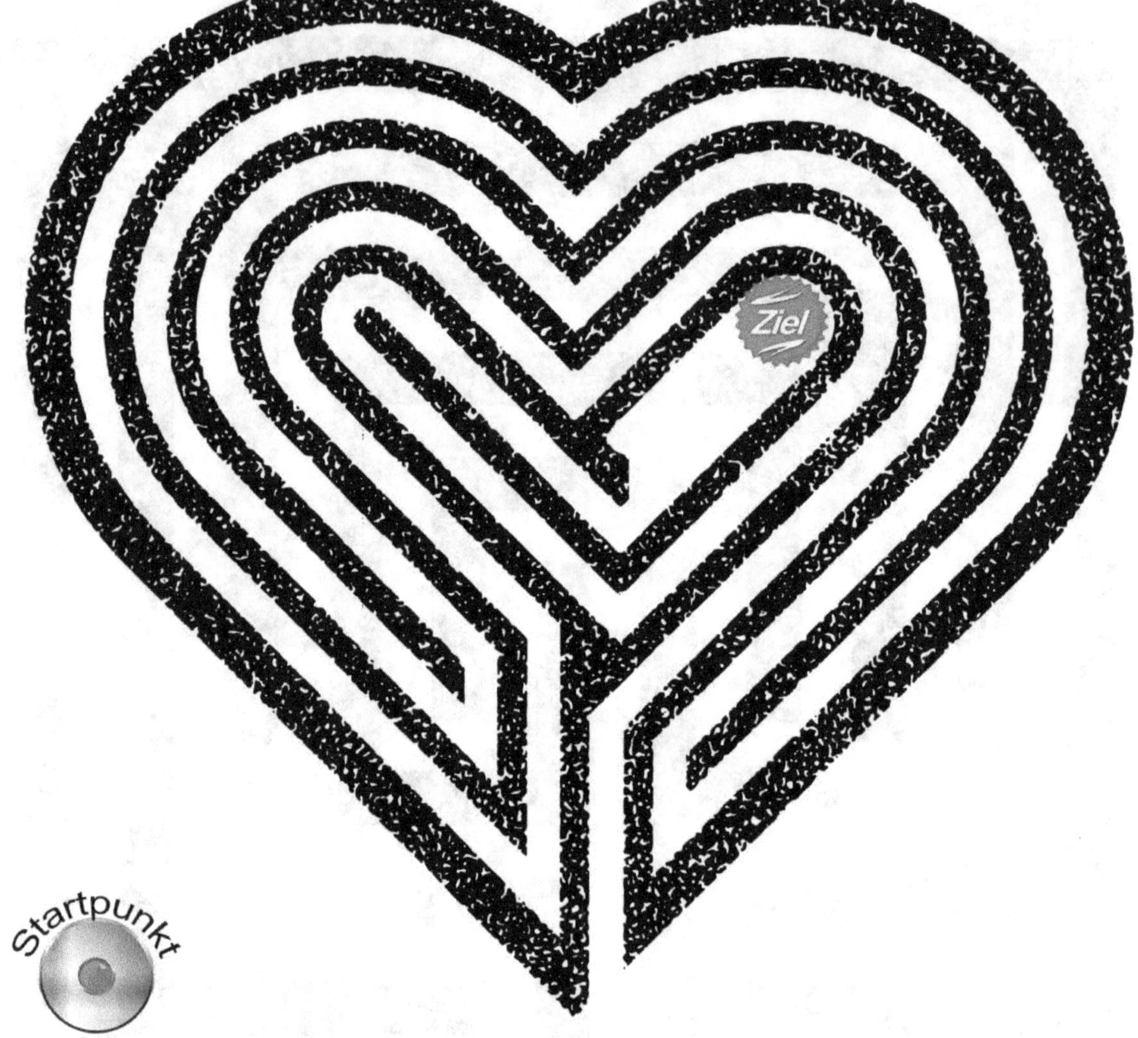

Labyrinthe für Senioren

Coach

Ziel

Startpunkt

**Im Grunde gibt es nur zwei Tageszeiten:
vor dem ersten Kaffee
und nach dem ersten Kaffee.**

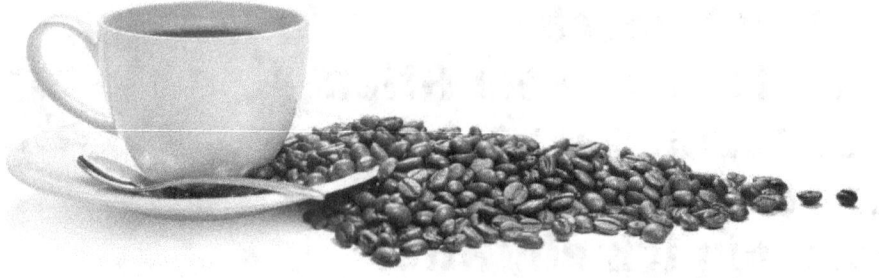

Text: Nico Rose

Labyrinthe für Senioren

Coach

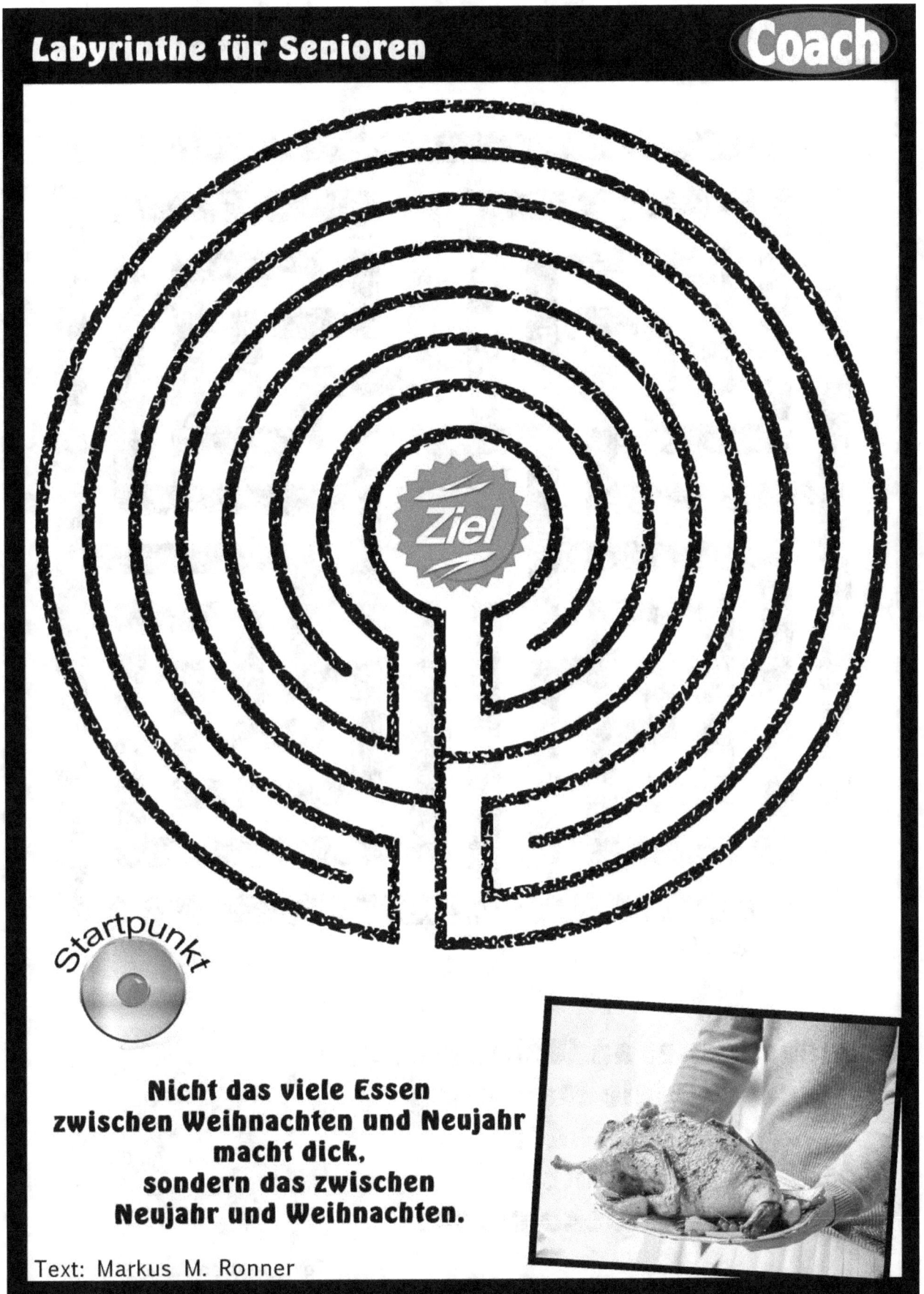

Nicht das viele Essen zwischen Weihnachten und Neujahr macht dick, sondern das zwischen Neujahr und Weihnachten.

Text: Markus M. Ronner

Labyrinthe für Senioren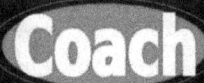

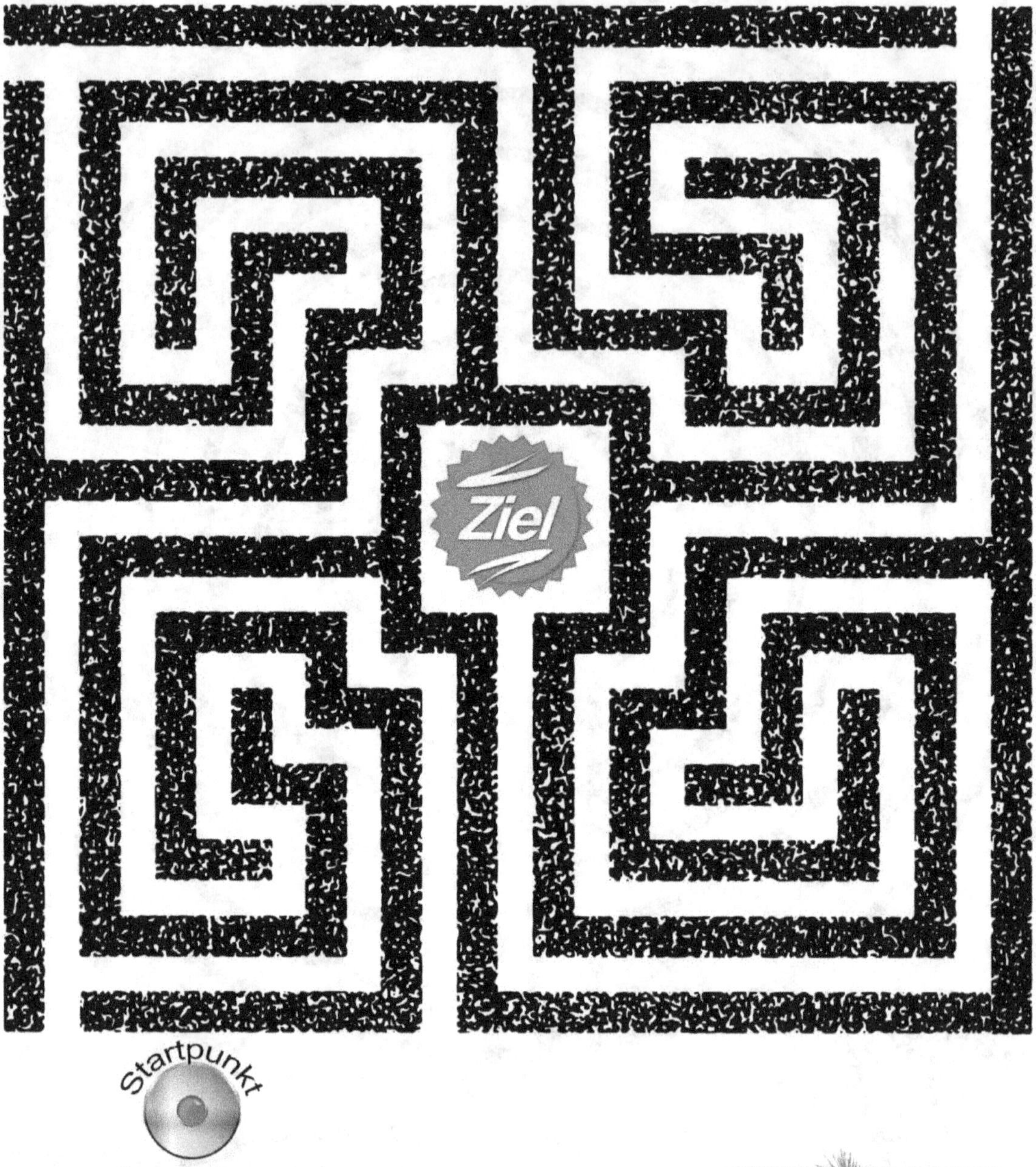

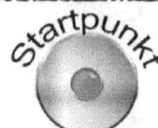

Ausgerechnet an Weihnachten werden viele Menschen daran erinnert, dass sie nichts geschenkt bekommen.

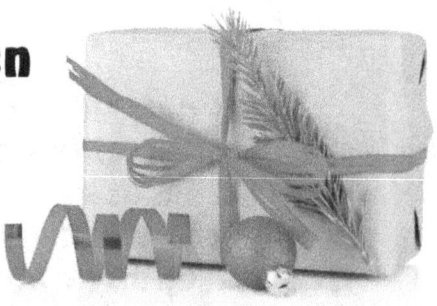

Text: Andrea Mira Meneghin

Labyrinthe für Senioren

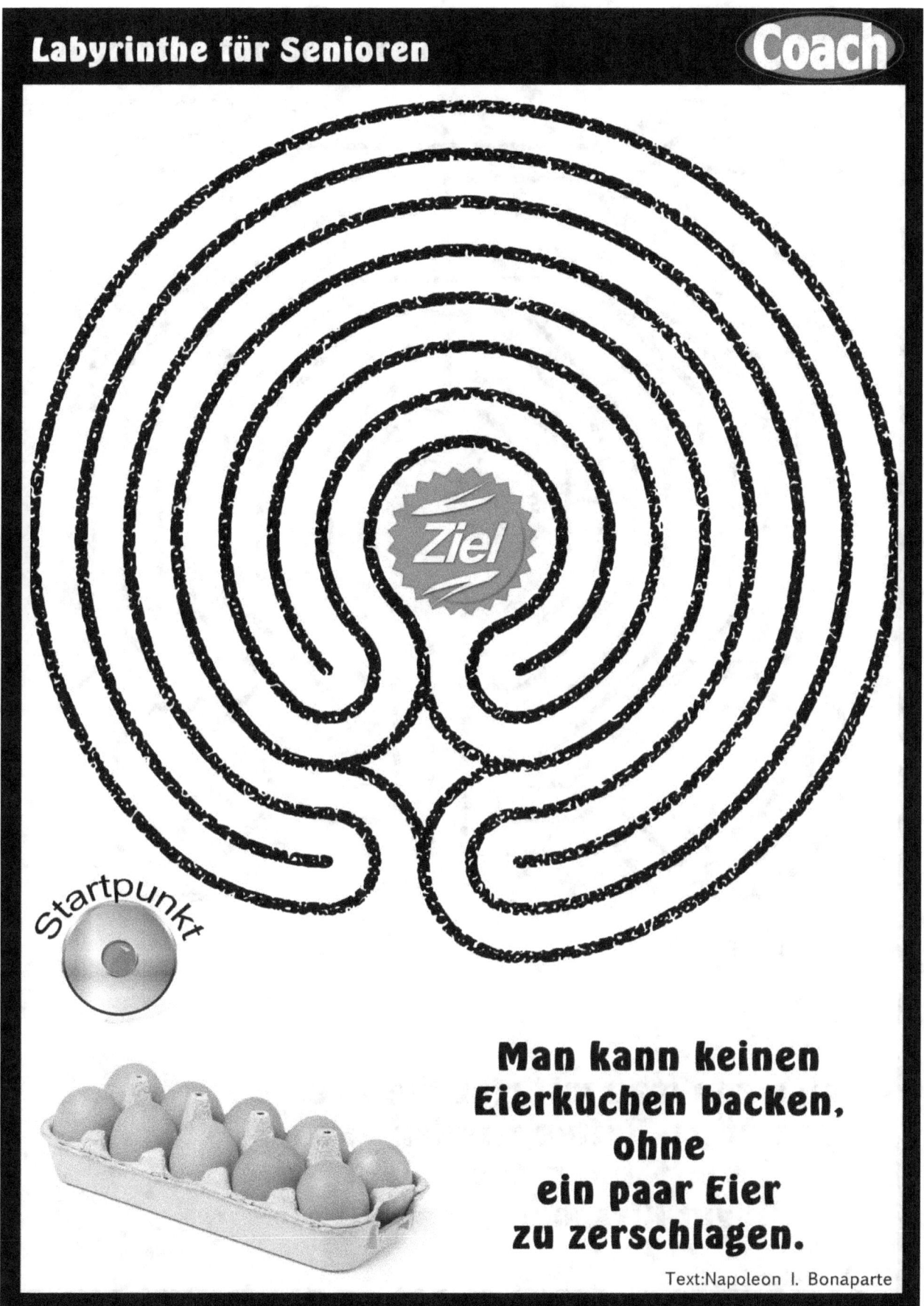

Man kann keinen Eierkuchen backen, ohne ein paar Eier zu zerschlagen.

Text: Napoleon I. Bonaparte

Labyrinthe für Senioren

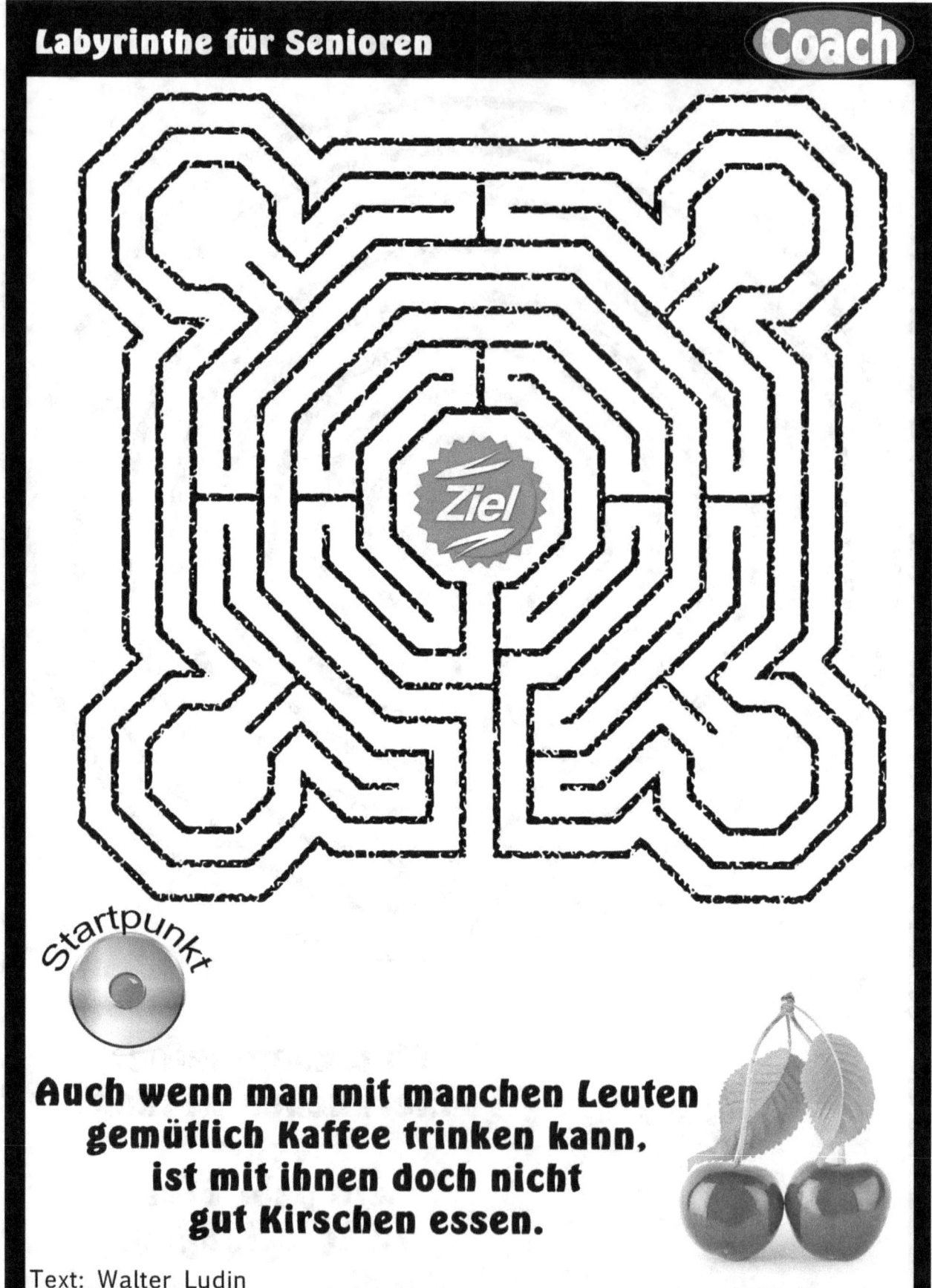

Auch wenn man mit manchen Leuten gemütlich Kaffee trinken kann, ist mit ihnen doch nicht gut Kirschen essen.

Text: Walter Ludin

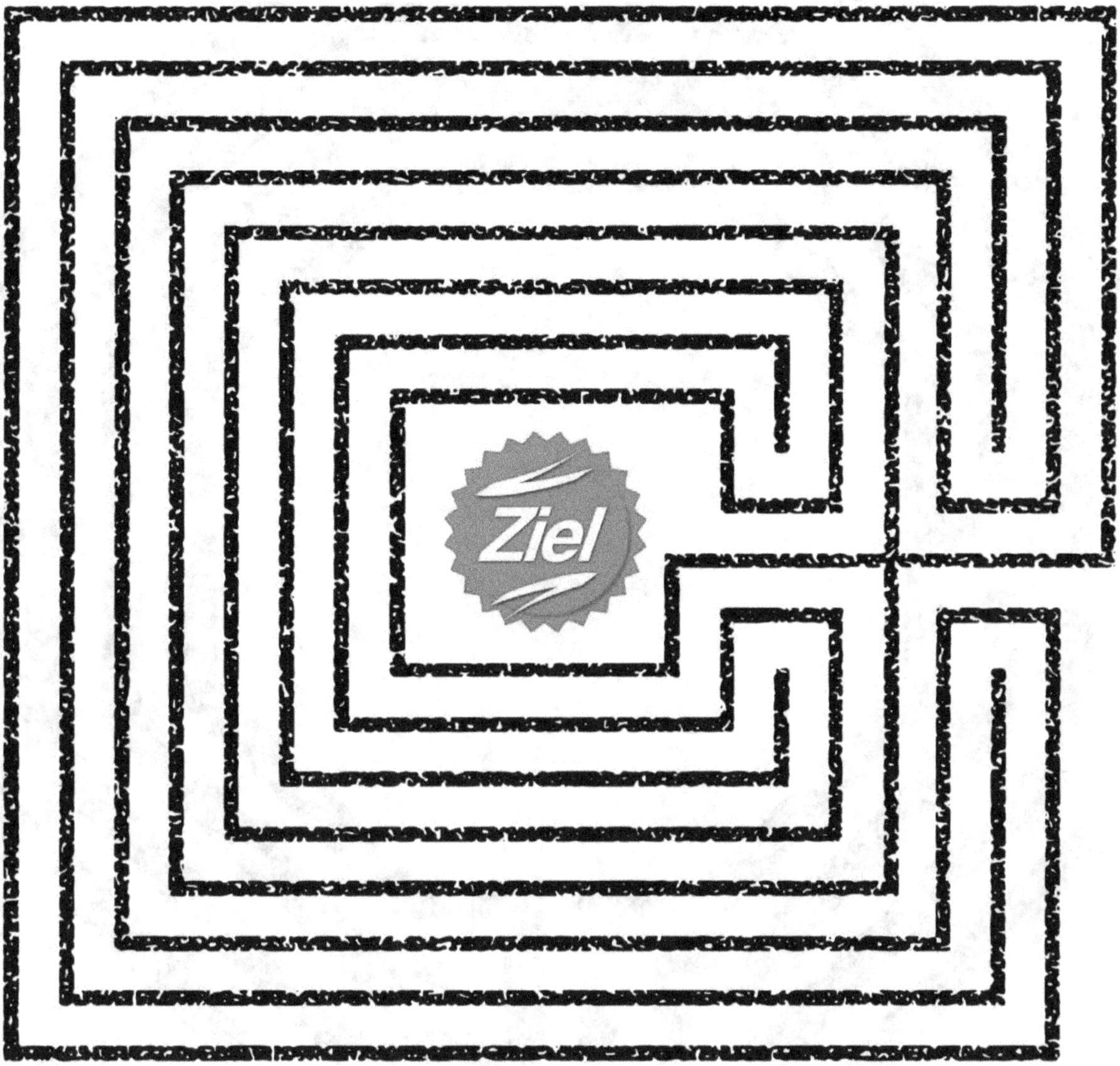

Labyrinthe für Senioren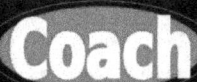

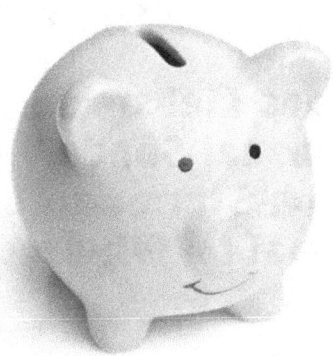
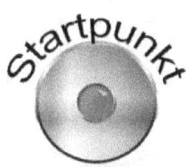

Sparschweine, die nicht sparen, leben am längsten.

Text: Erhard Horst Bellermann

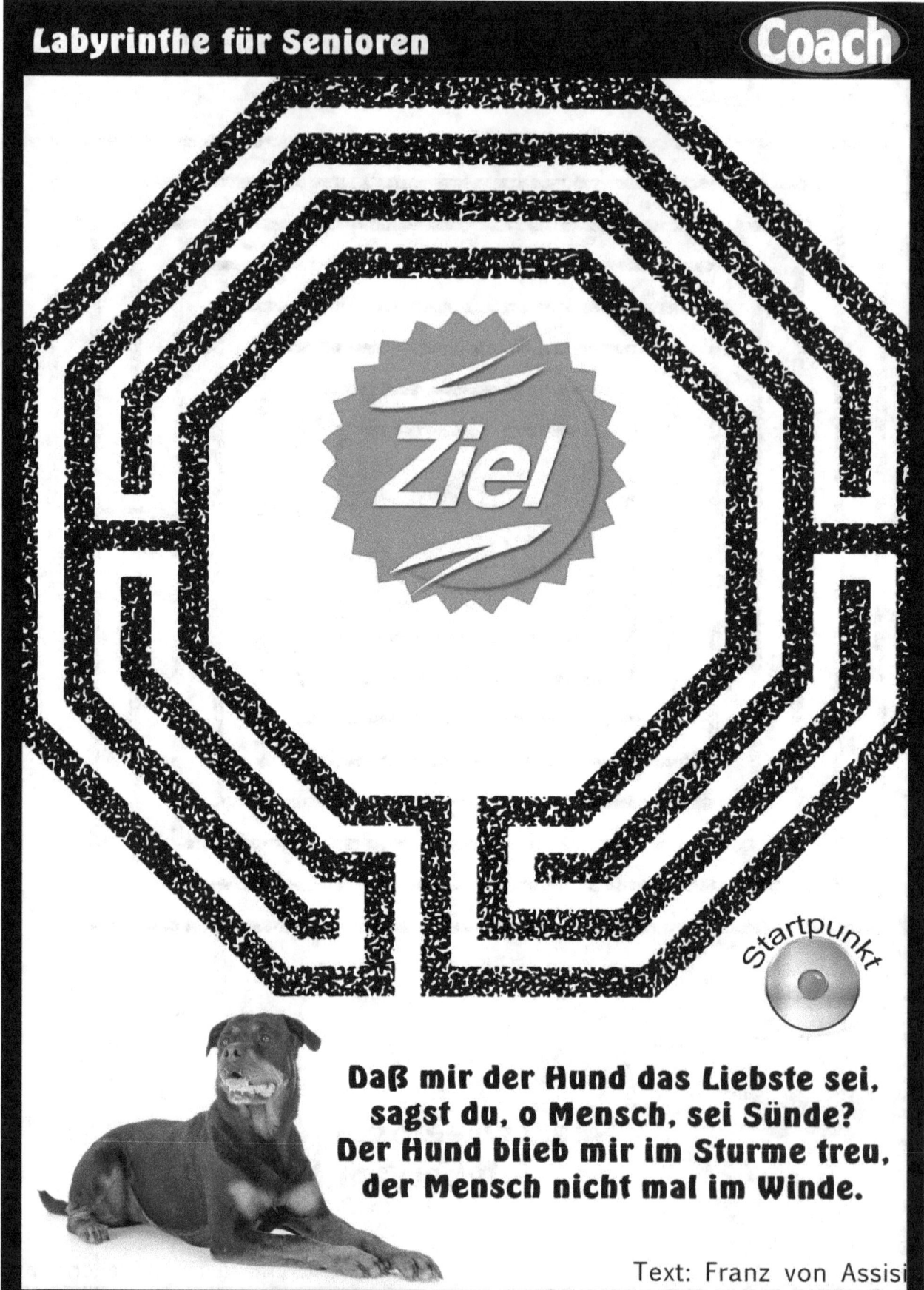

Labyrinthe für Senioren

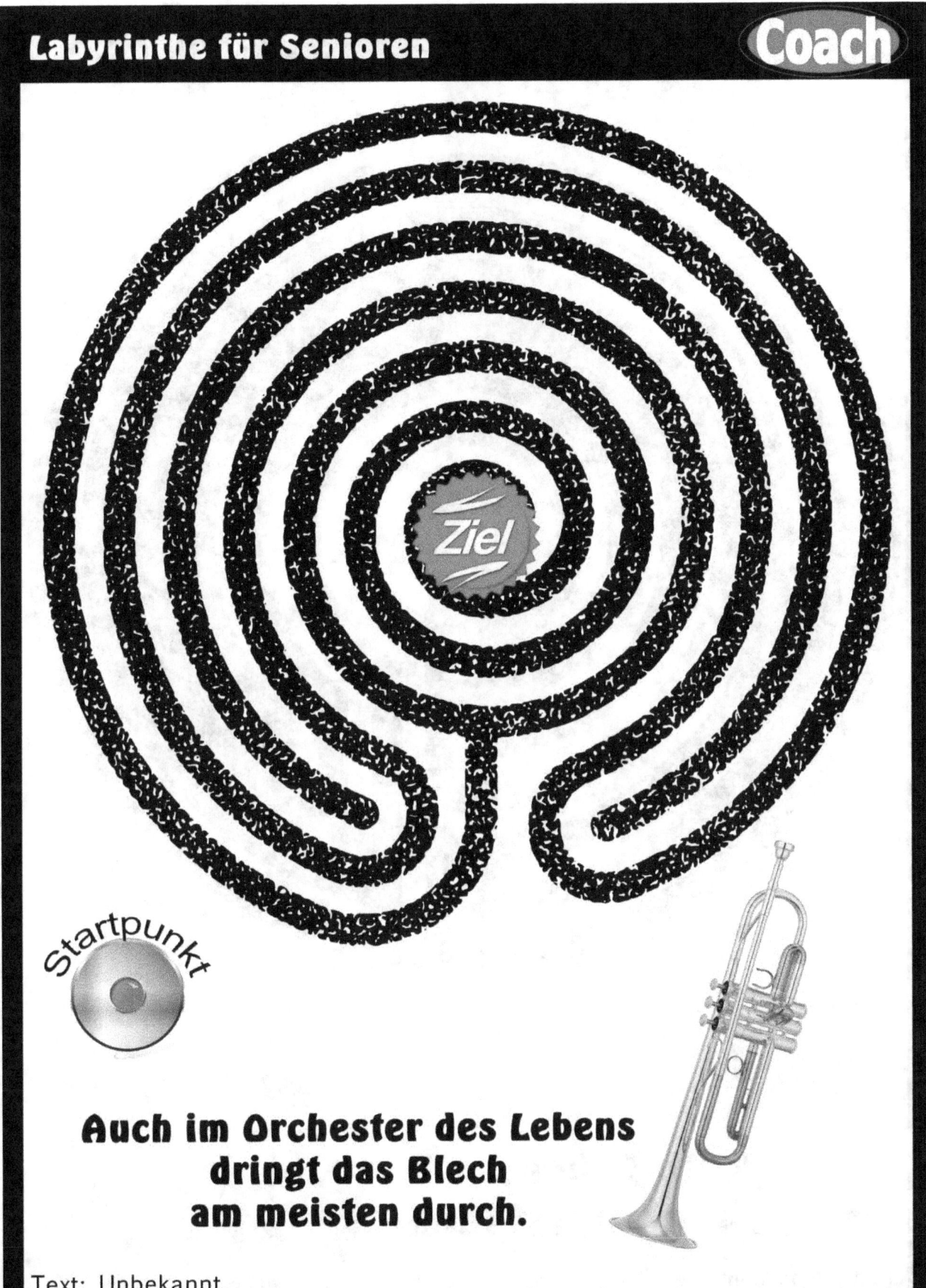

Auch im Orchester des Lebens dringt das Blech am meisten durch.

Text: Unbekannt

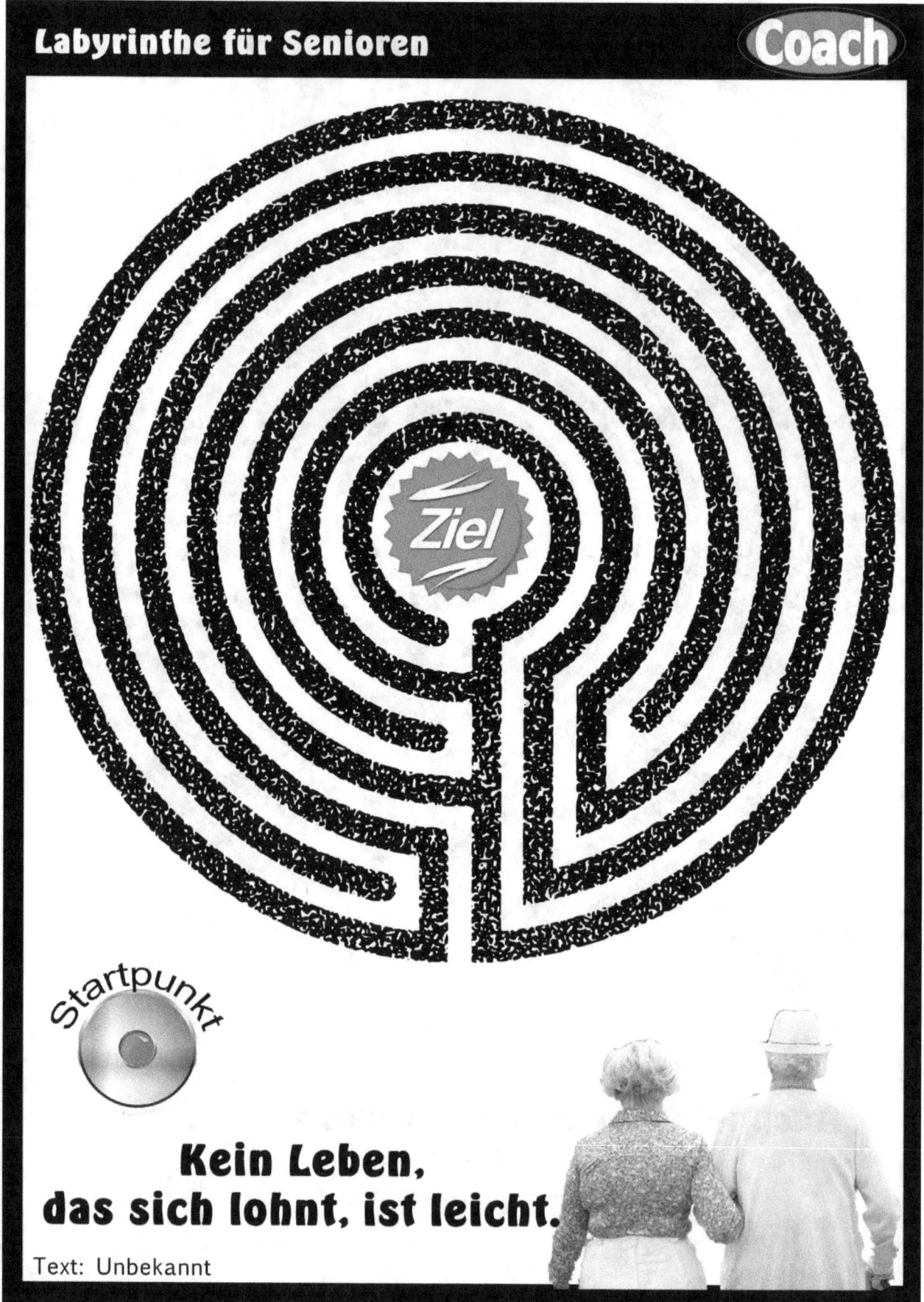

Labyrinthe für Senioren

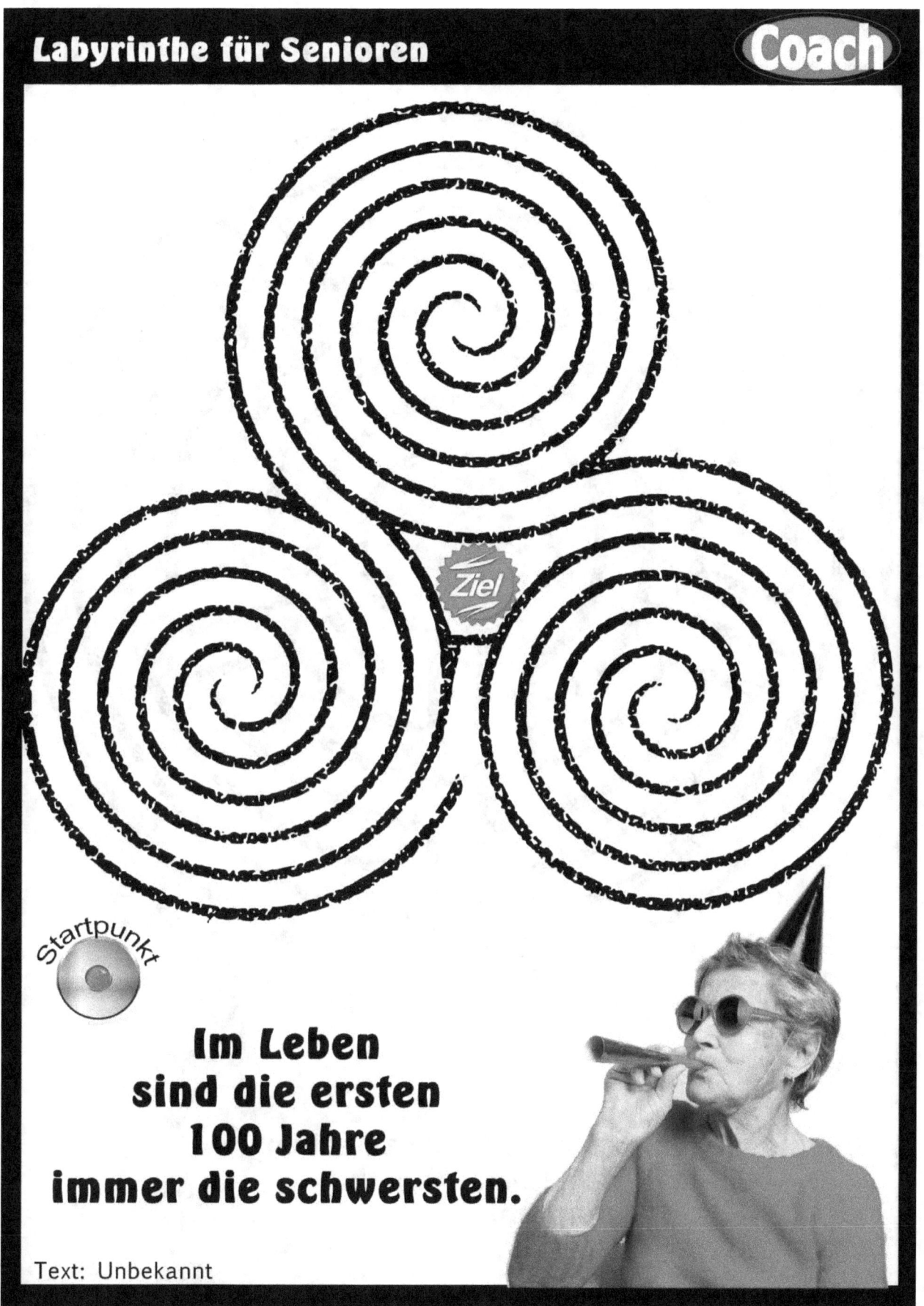

Im Leben sind die ersten 100 Jahre immer die schwersten.

Text: Unbekannt

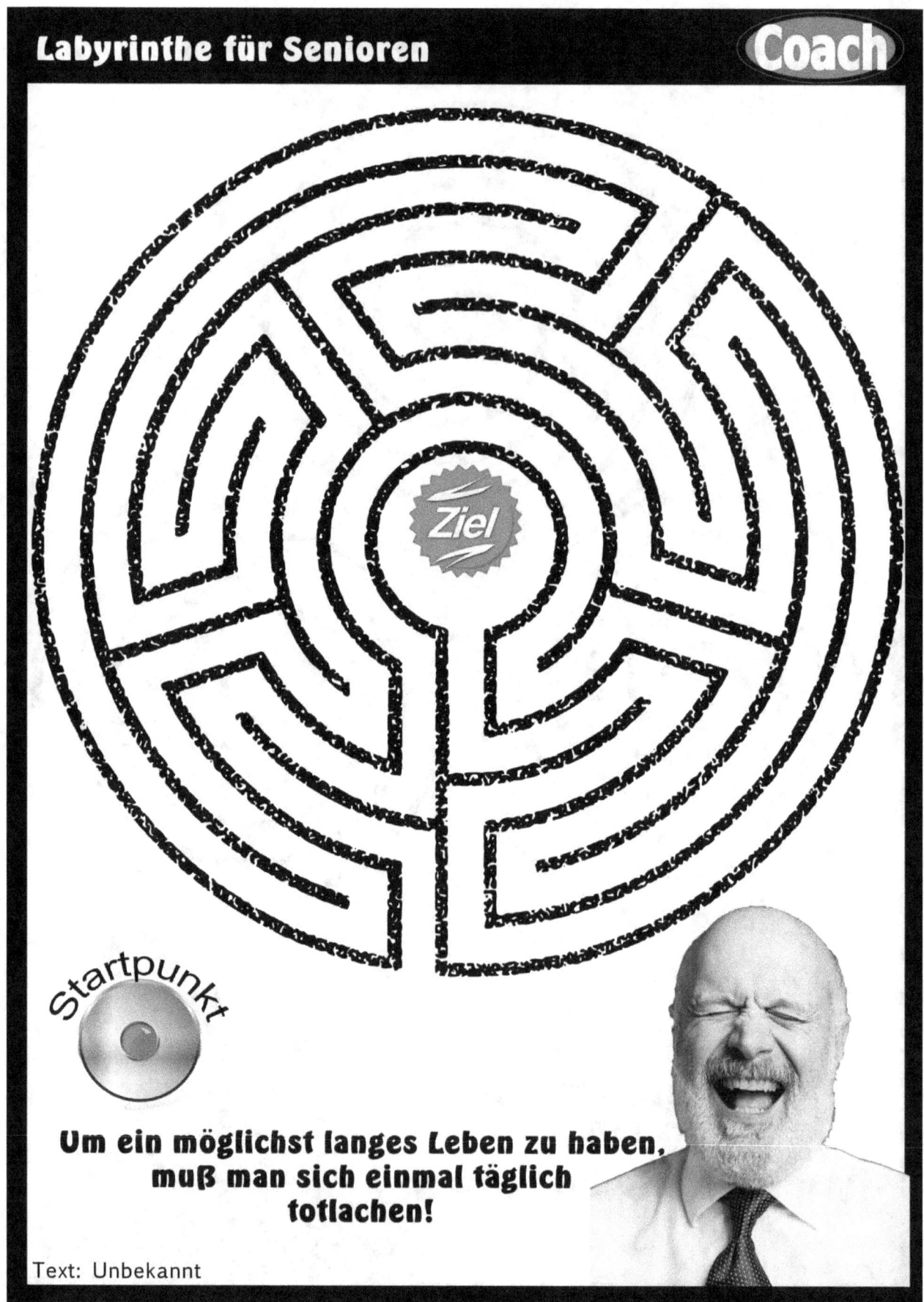

Labyrinthe für Senioren

Um ein möglichst langes Leben zu haben, muß man sich einmal täglich totlachen!

Text: Unbekannt

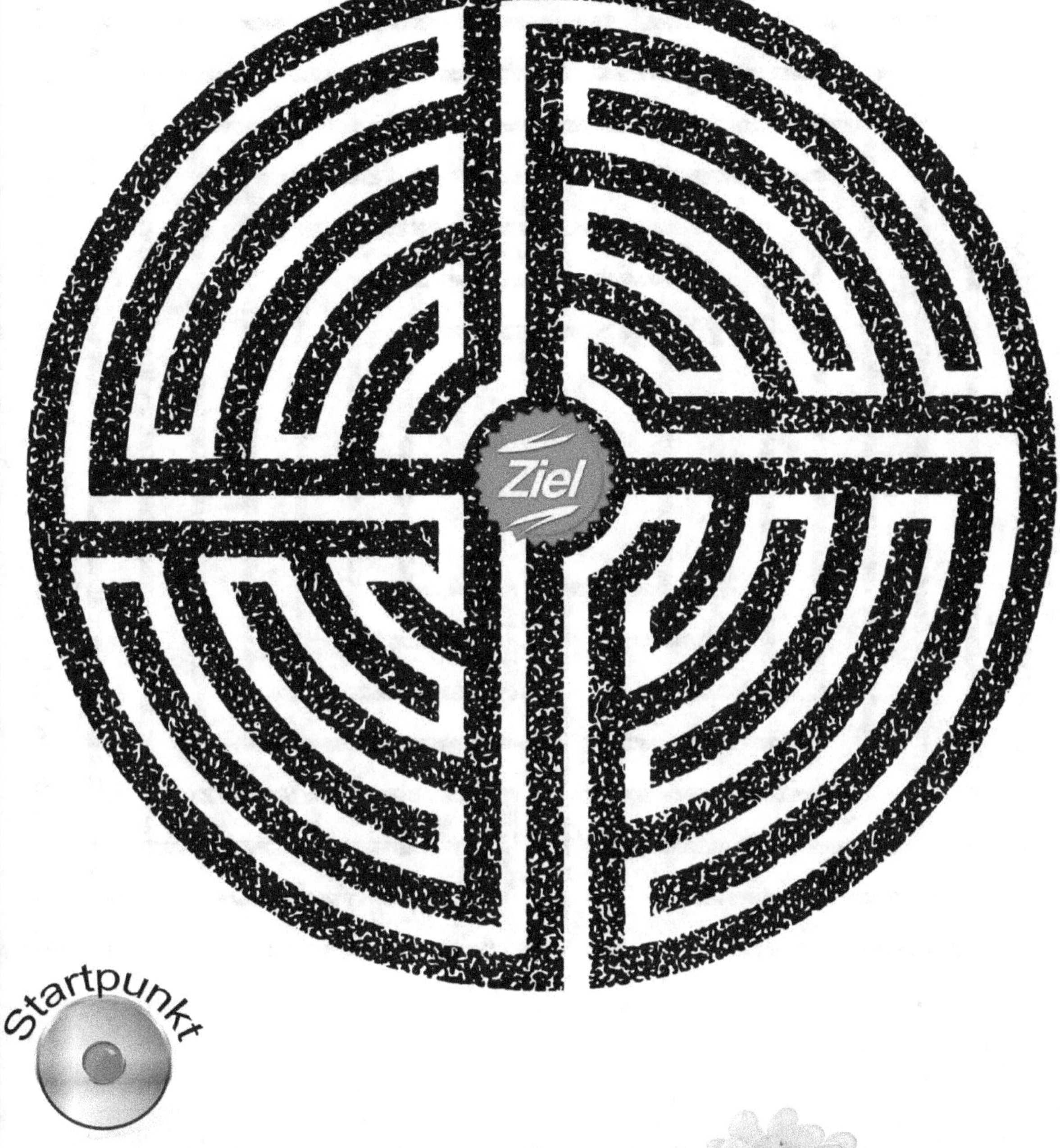

Labyrinthe für Senioren

Der junge Weinstock gibt mehr Trauben, der alte aber gibt besseren Wein.

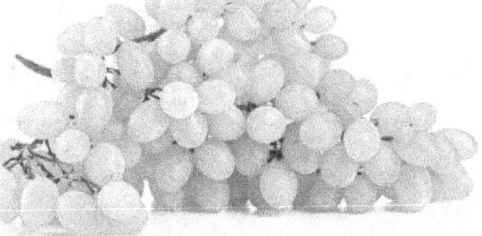

Text: Francis Bacon

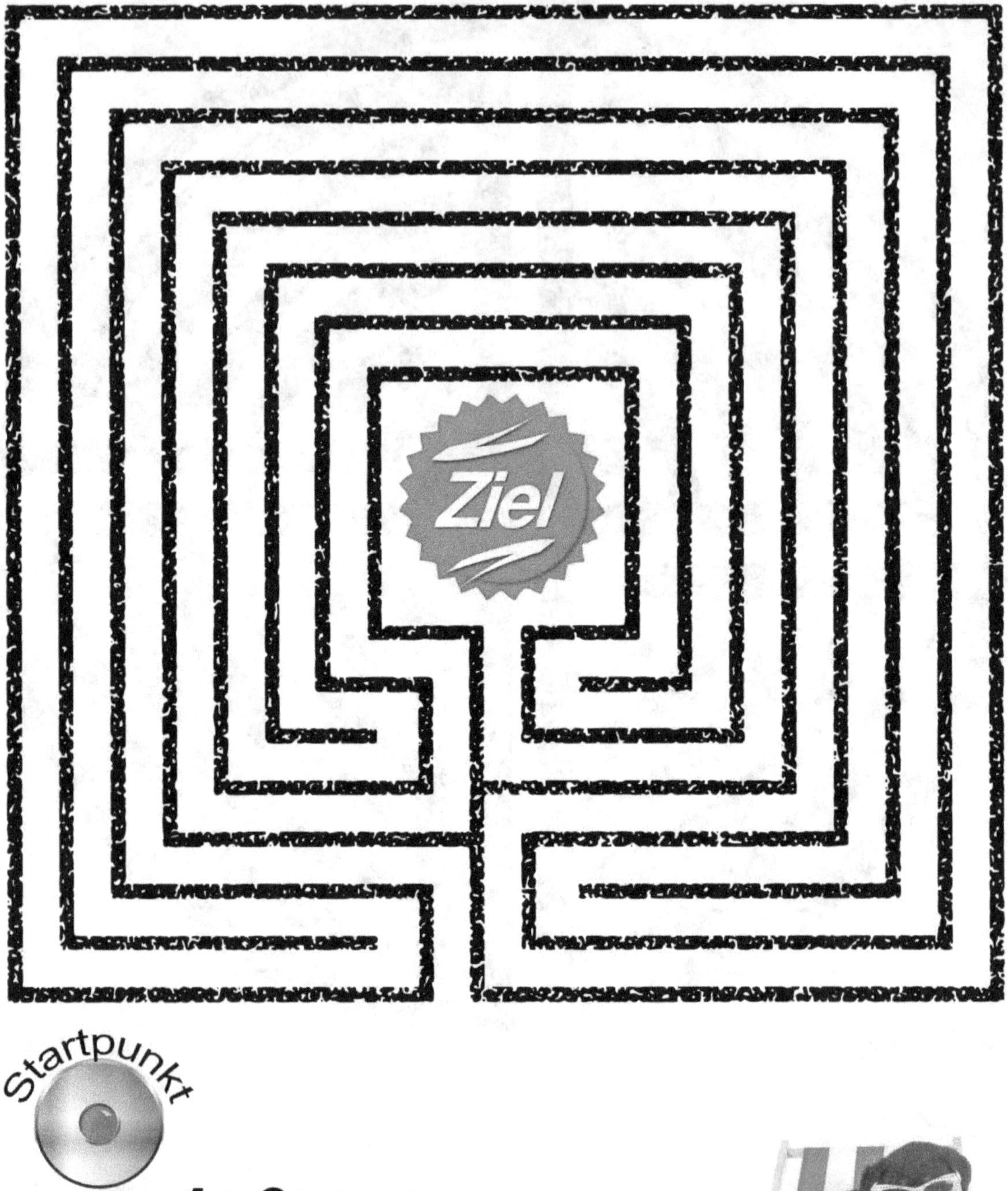

Labyrinthe für Senioren

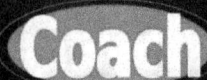

Im Sommer fallen die dicken Leute auf, im Winter die dünnen.

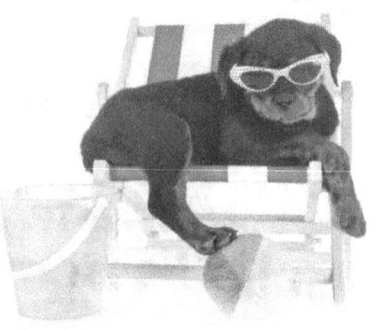

Text: Walter Benjamin

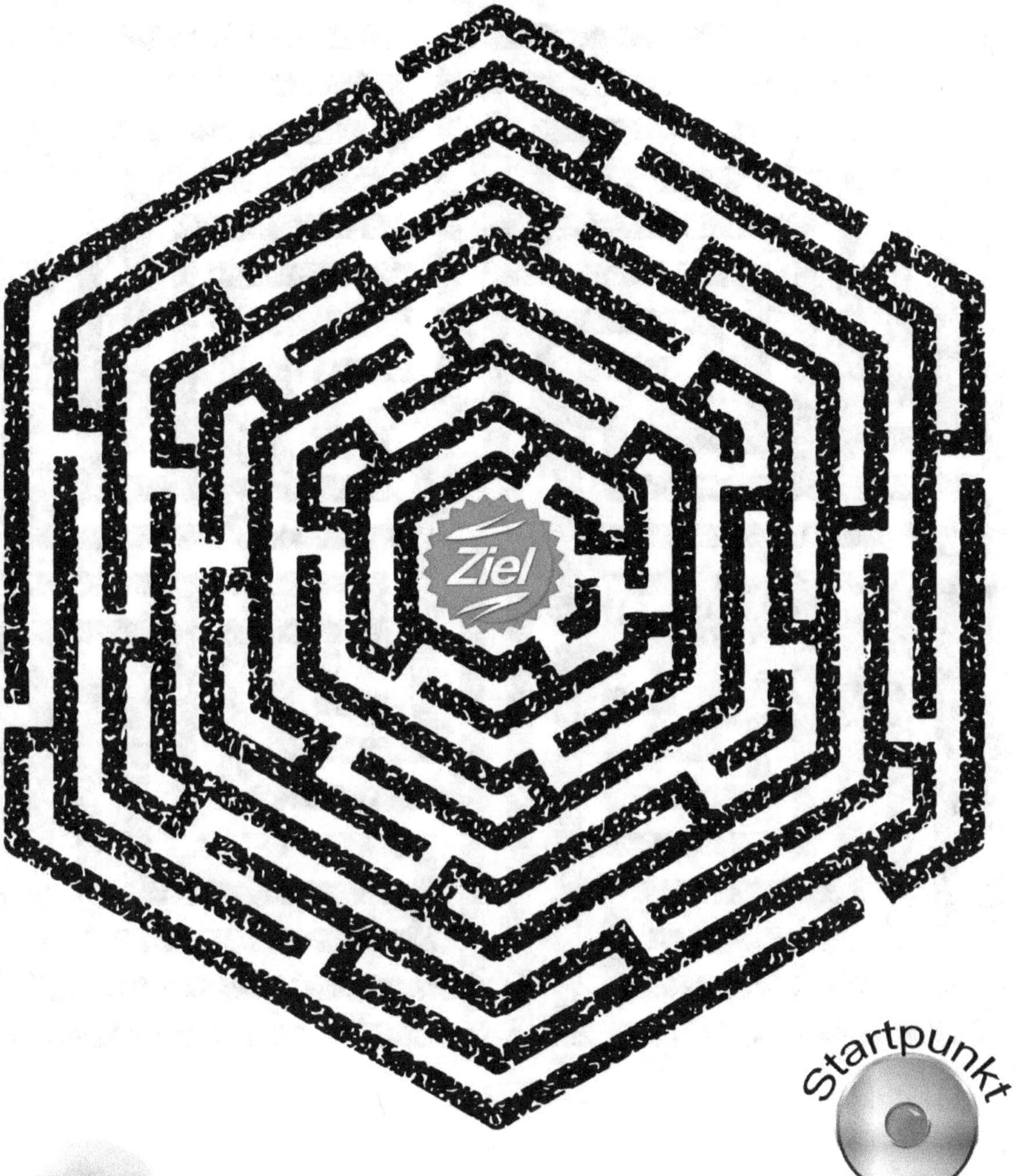

Labyrinthe für Senioren

Coach

Ziel

Startpunkt

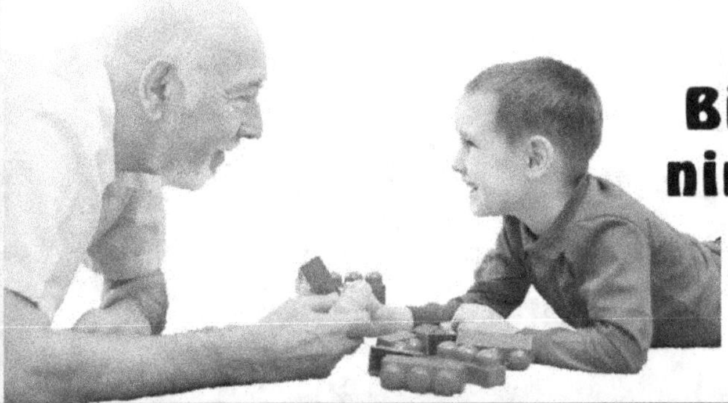

Bis in sein spätes Alter nimmt man Abschied von seiner Jugend.

Text: Unbekannt

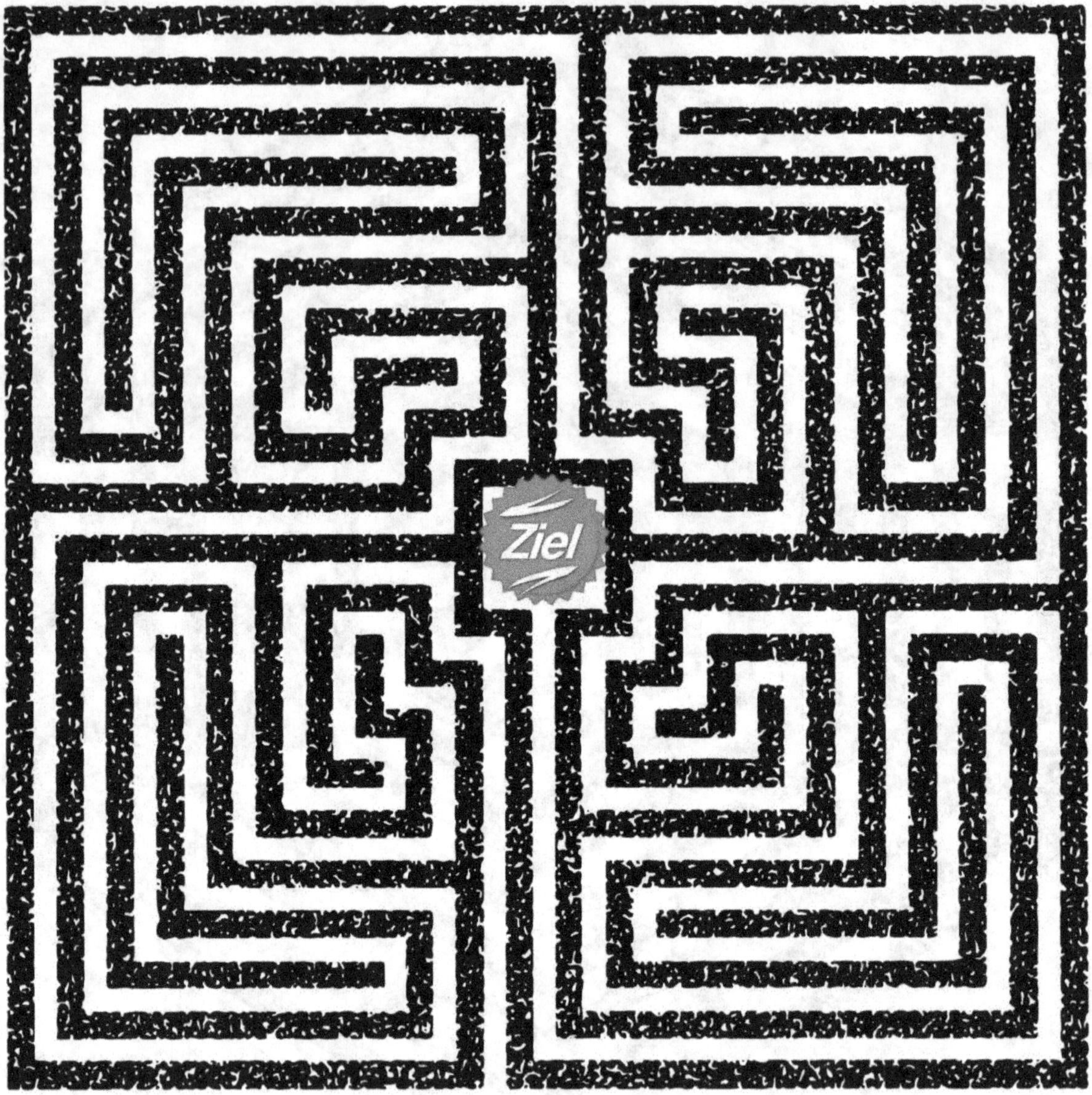

Labyrinthe für Senioren — Coach

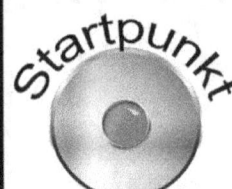

**Wer scharfe Bienen
und süße Käfer liebt,
ist nicht immer ein Tierfreund.**

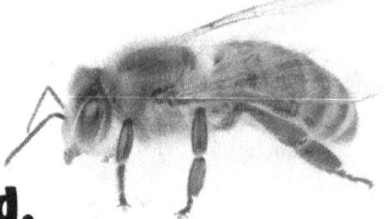

Text: Ingrid Bruchwald

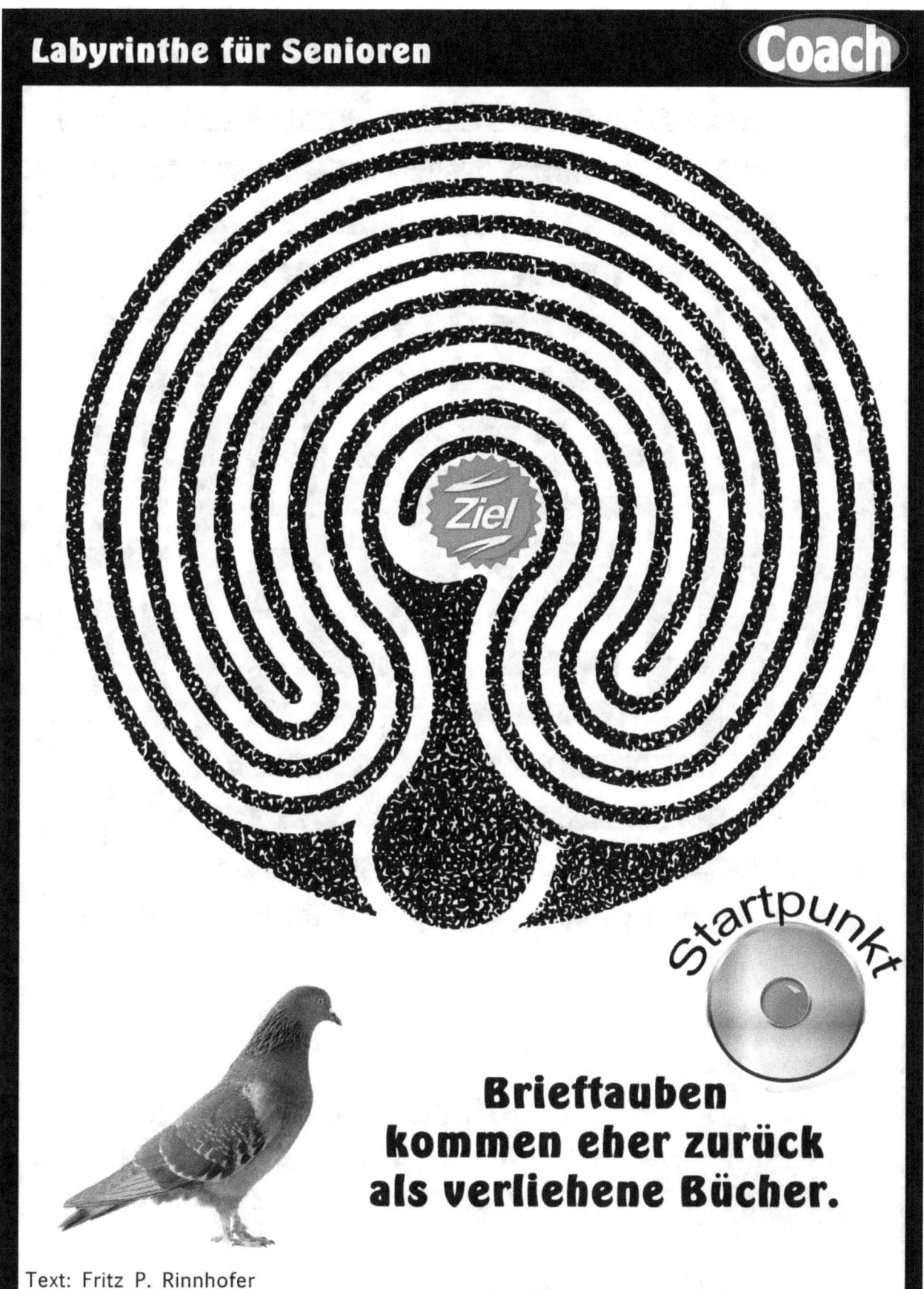

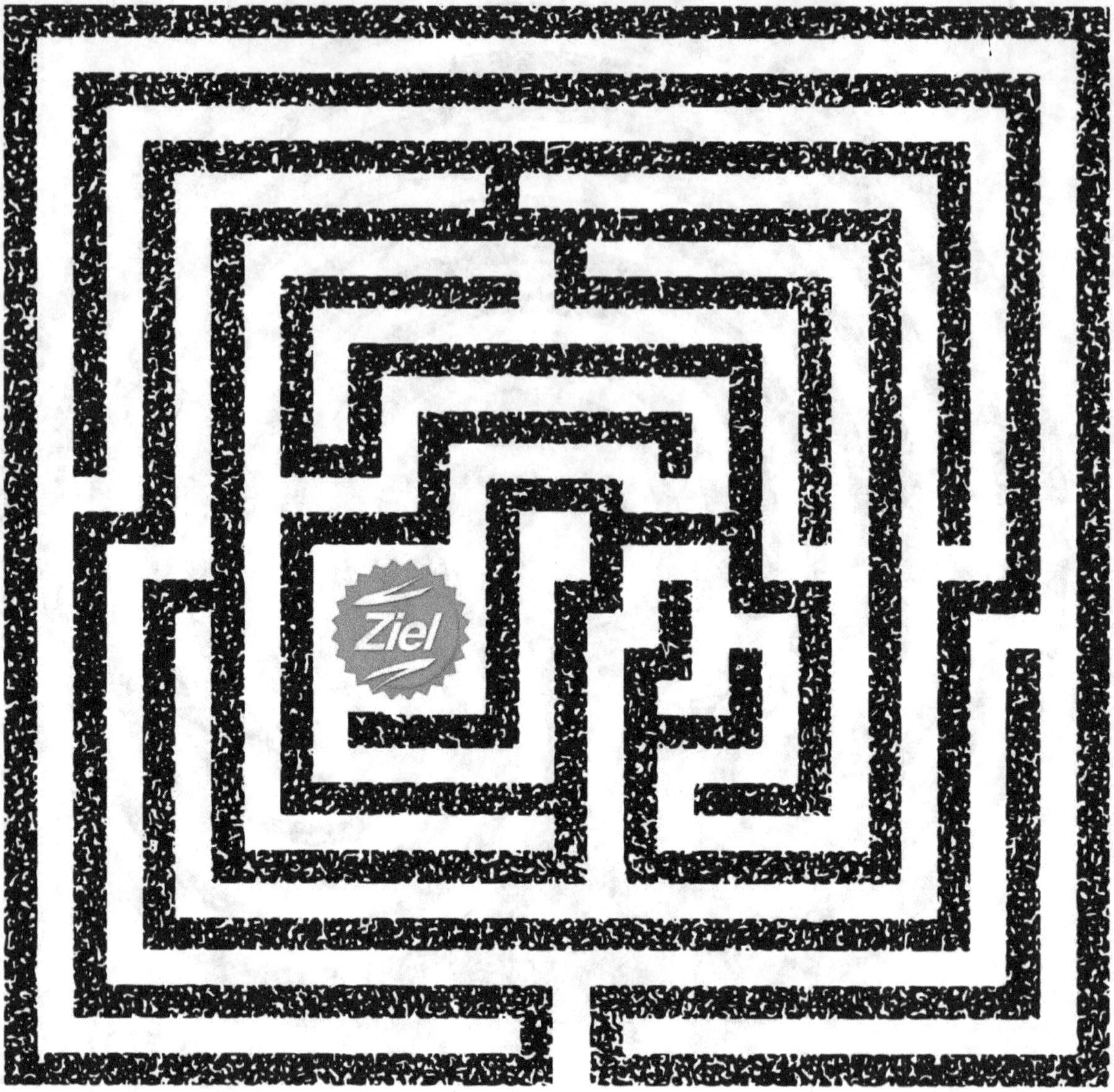

Labyrinthe für Senioren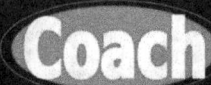

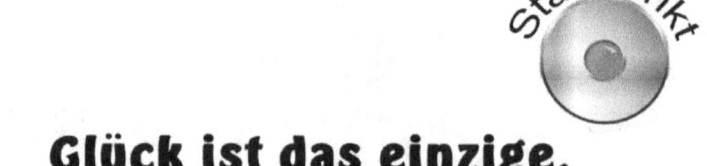

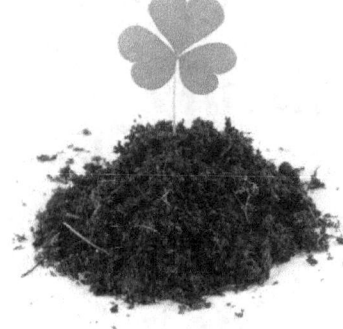

**Glück ist das einzige,
was wir anderen geben können,
ohne es selbst zu haben.**

Text: Carmen Sylva

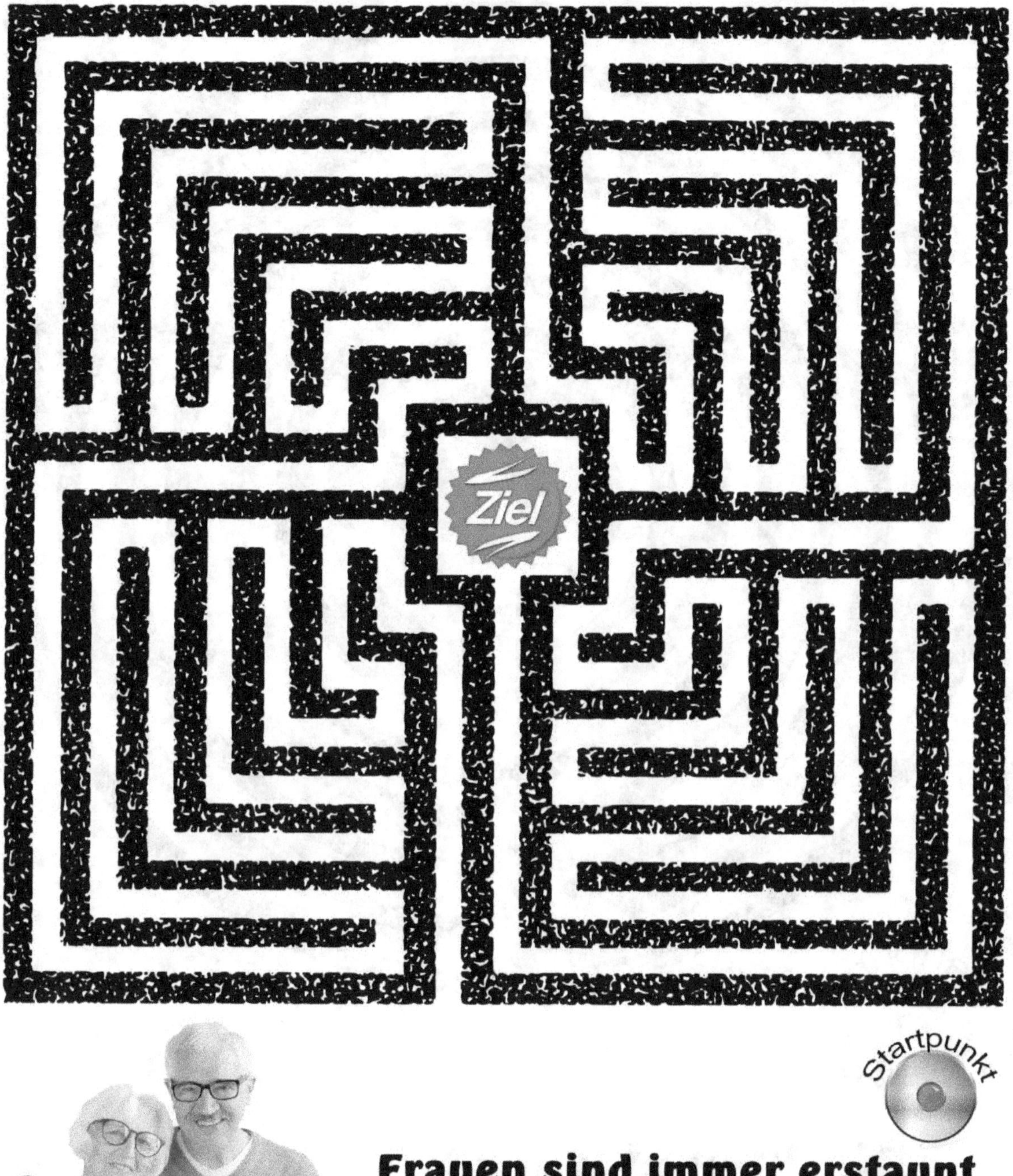

Labyrinthe für Senioren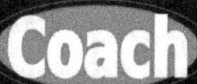

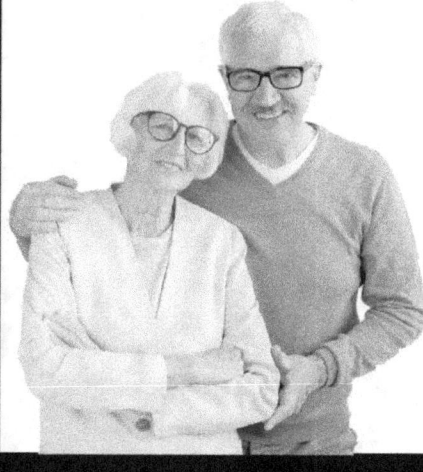
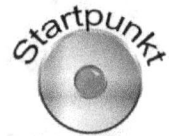

Frauen sind immer erstaunt, was Männer alles vergessen. Männer sind erstaunt, woran Frauen sich erinnern.

Text: Peter Bamm

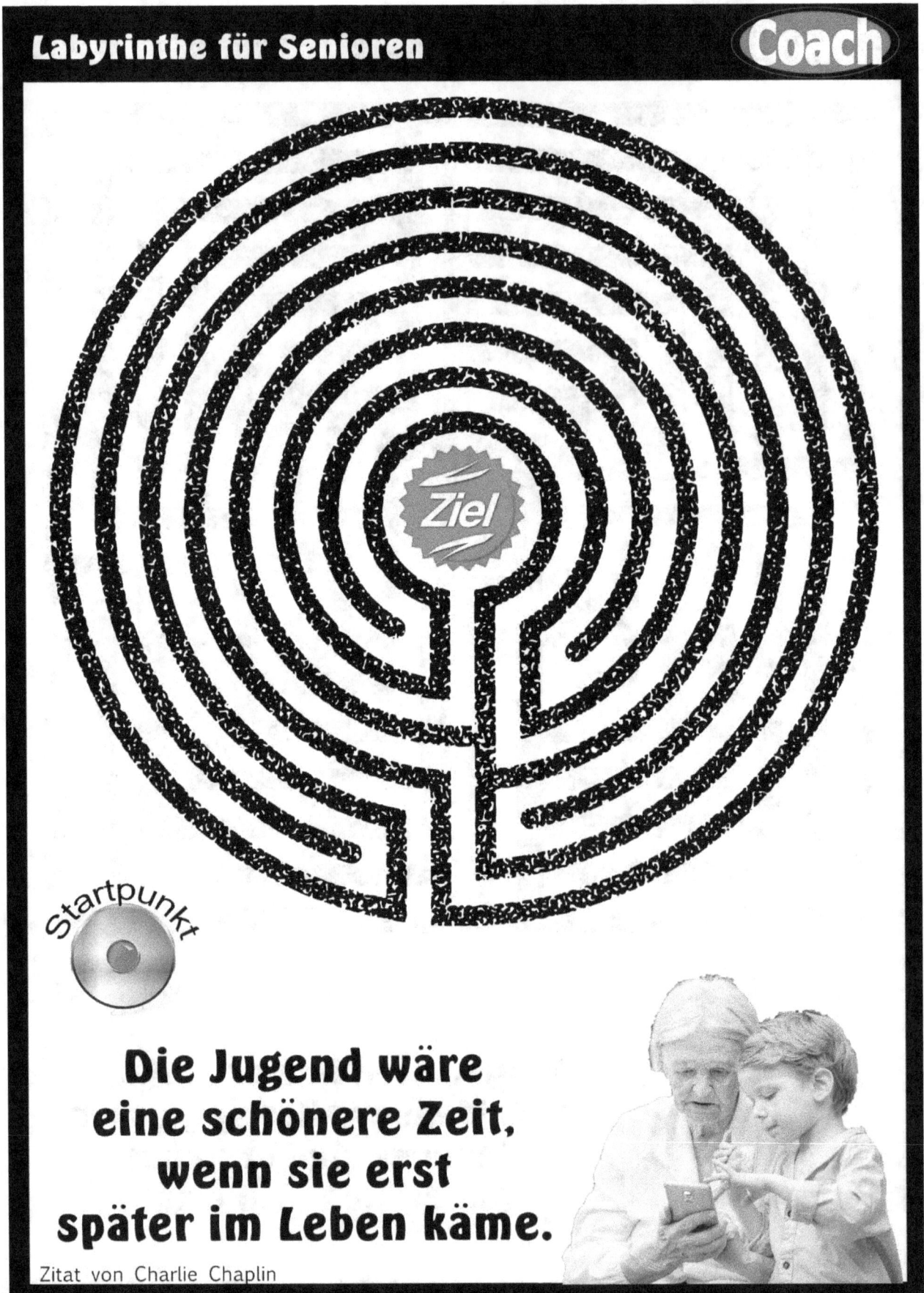

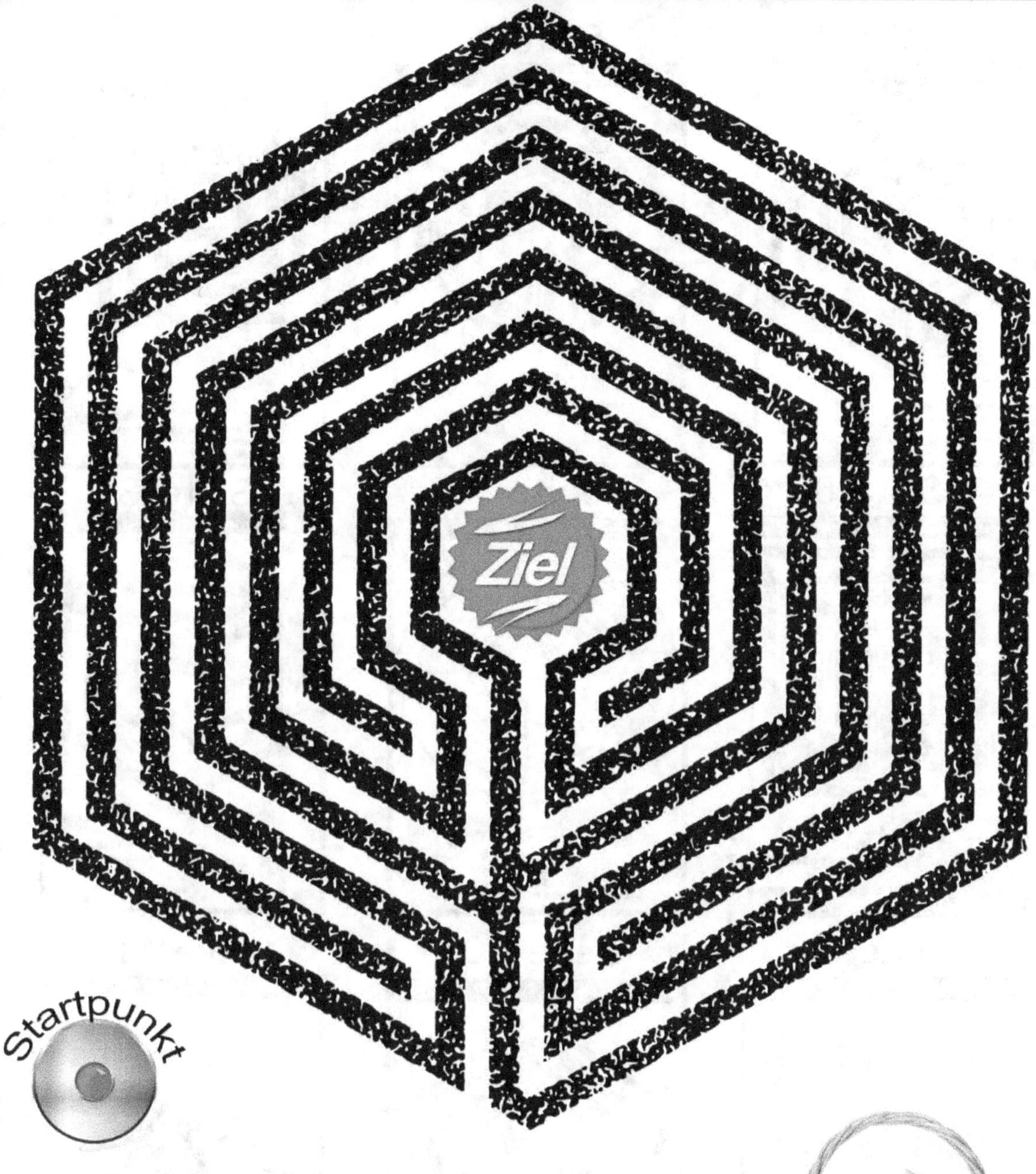

Labyrinthe für Senioren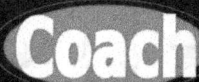

**Erfahrungen sammelt man wie Pilze:
einzeln und mit dem Gefühl,
dass die Sache
nicht ganz geheuer ist.**

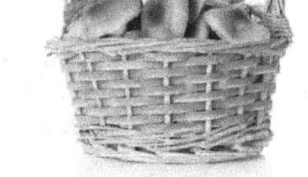

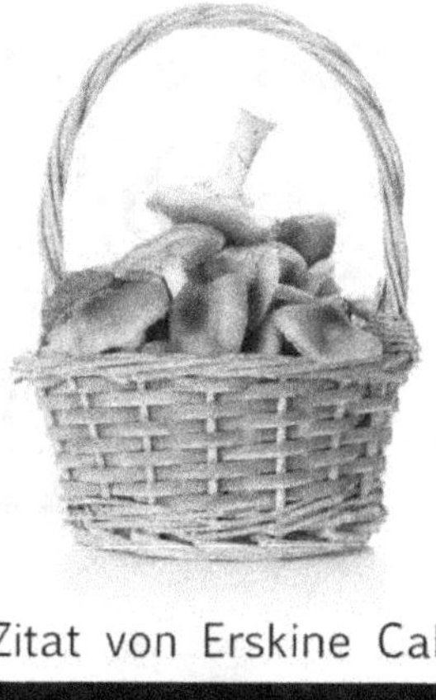

Zitat von Erskine Caldwell

Die Lösungswege

Seite 3
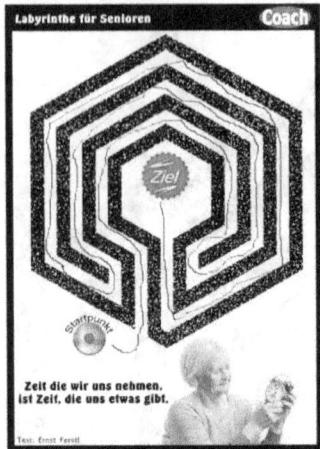

Seite 4
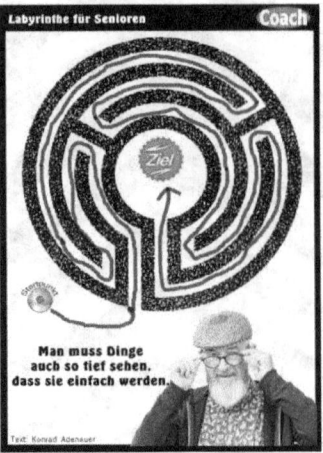

Seite 5
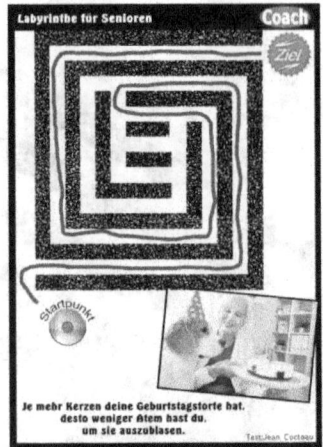

Seite 6
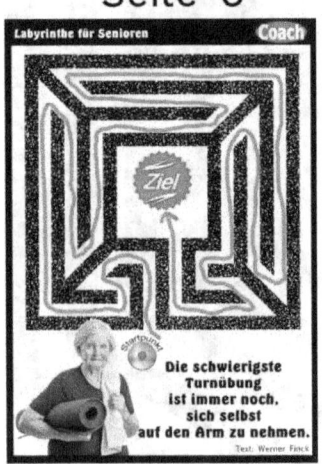

Seite 7
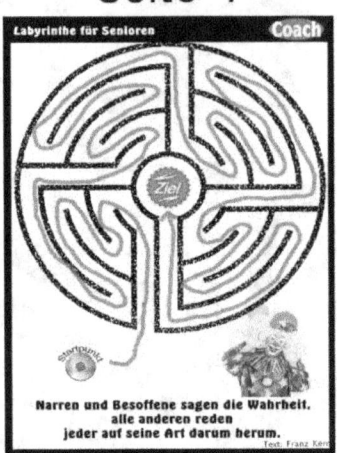

Seite 8
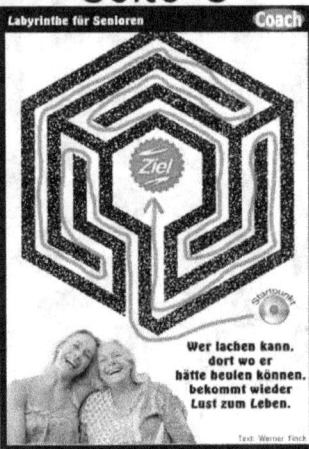

Seite 9
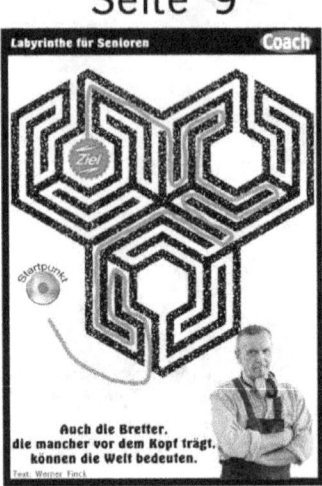

Seite 10
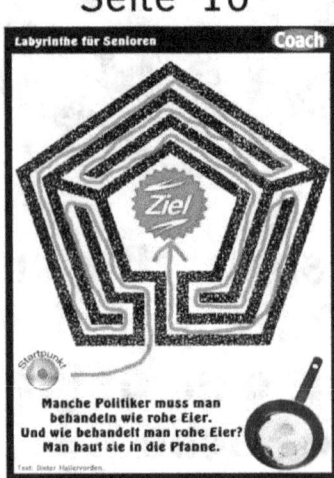

Seite 11
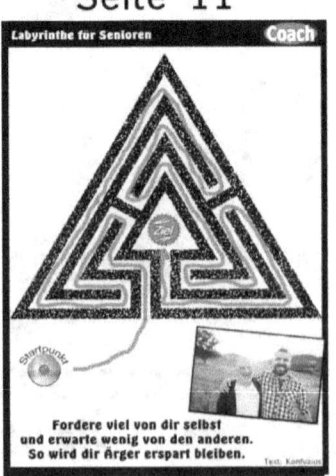

Die Lösungswege

Seite 12
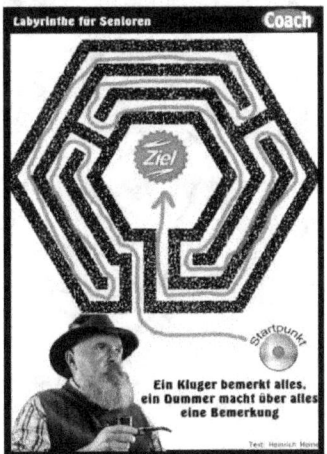

Seite 13
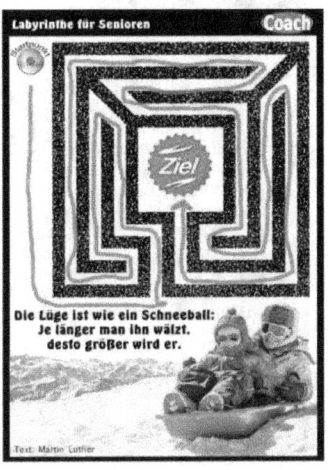

Seite 14
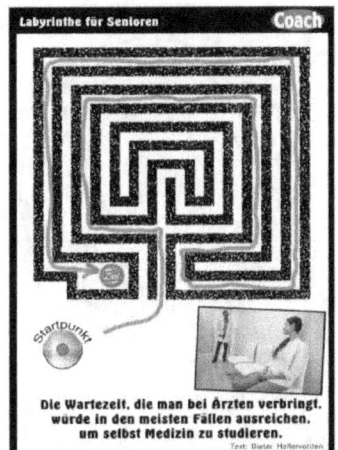

Seite 15
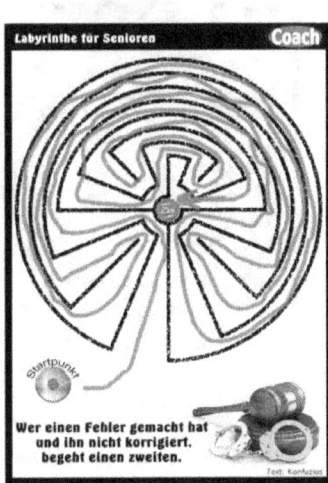

Seite 16
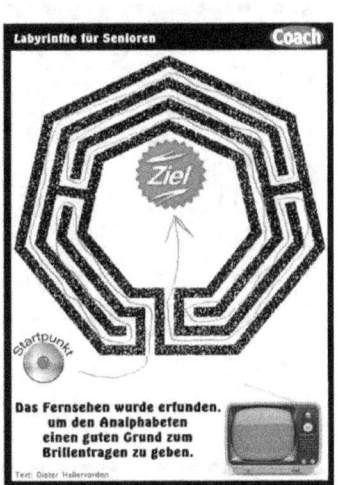

Seite 17
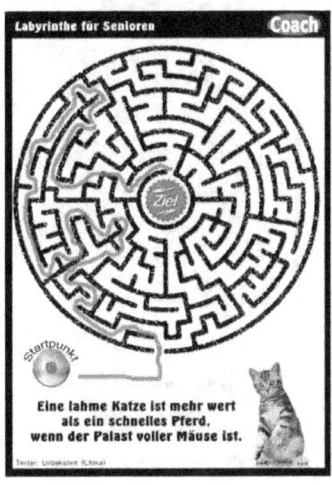

Seite 18
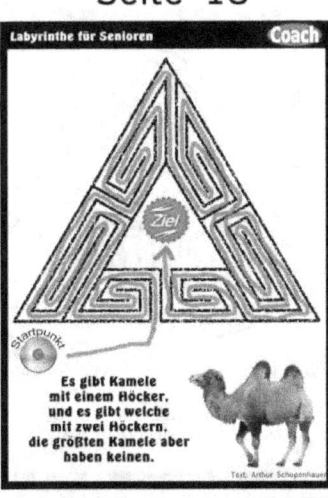

Seite 19
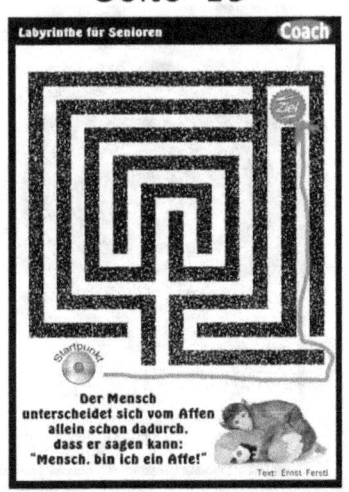

Seite 20
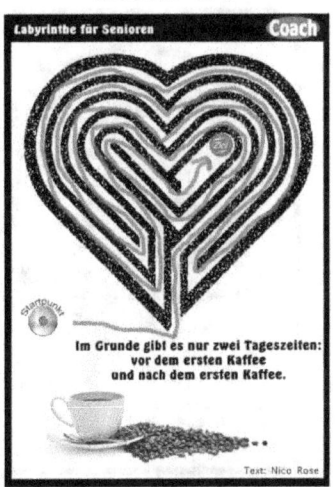

Die Lösungswege

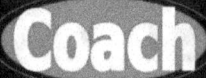

Seite 21
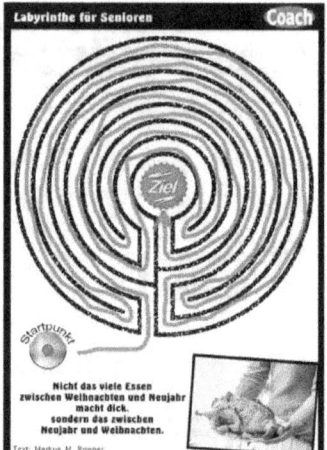

Seite 22
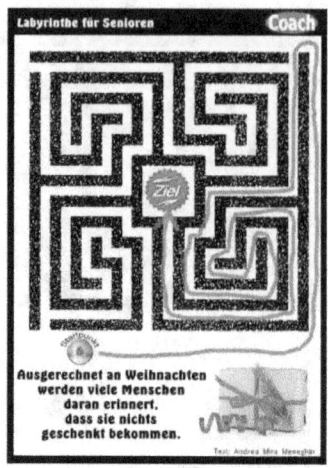

Seite 23
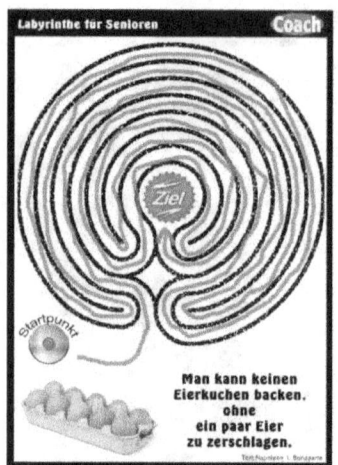

Seite 24
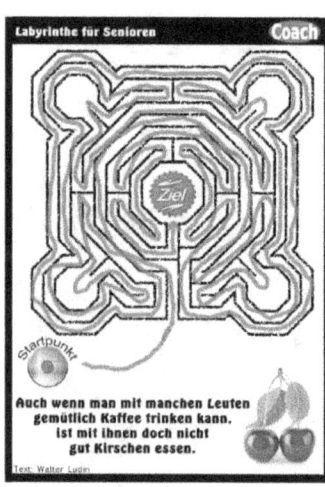

Seite 25
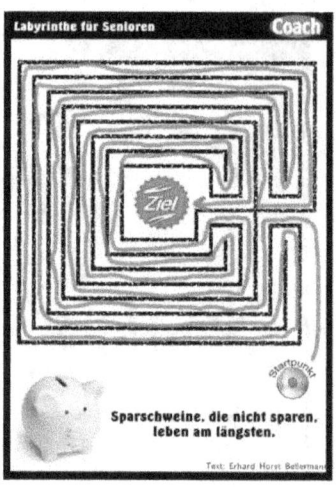

Seite 26
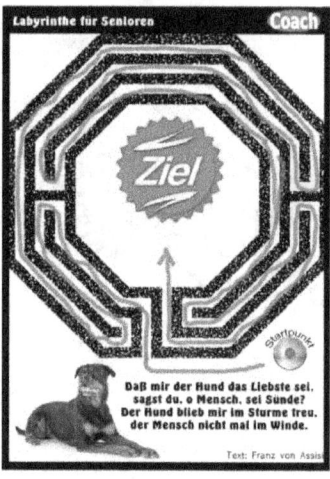

Seite 27
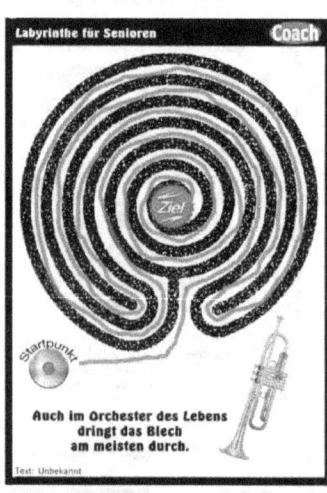

Seite 28
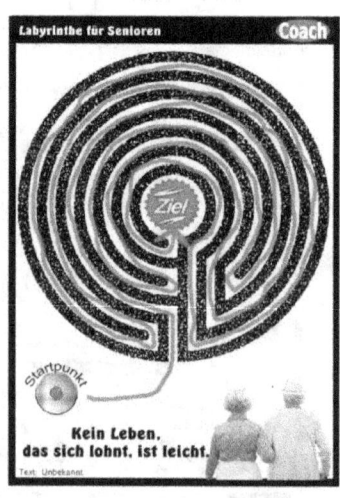

Seite 29
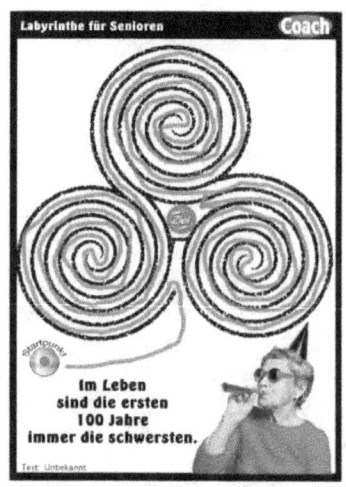

Die Lösungswege

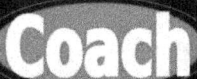

Seite 30
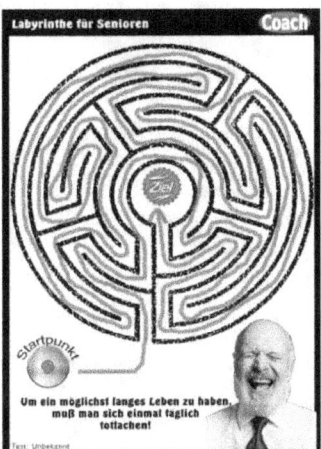

Seite 31
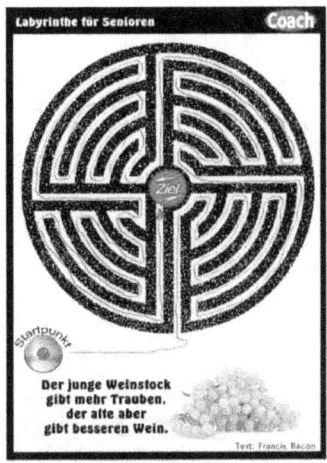

Seite 32
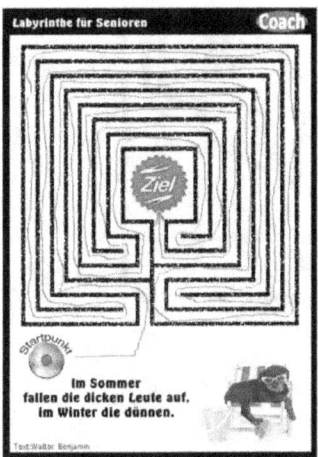

Seite 33
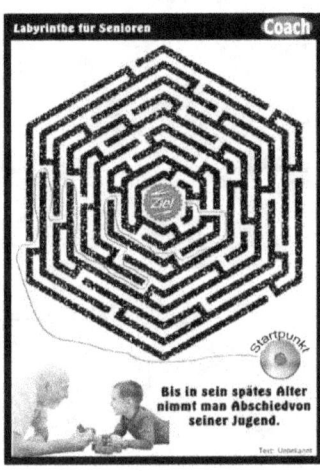

Seite 34
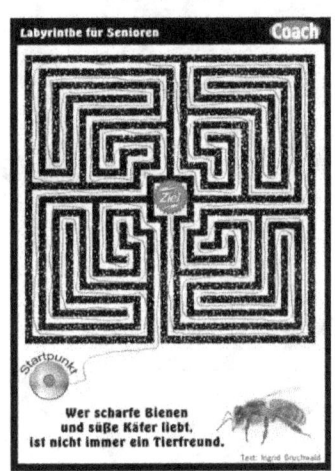

Seite 35
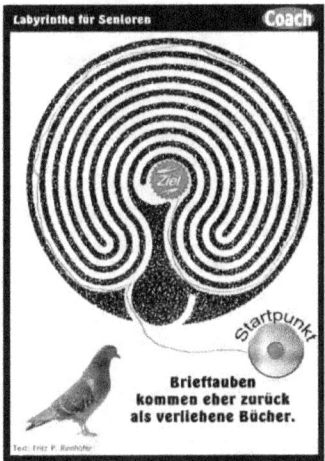

Seite 36
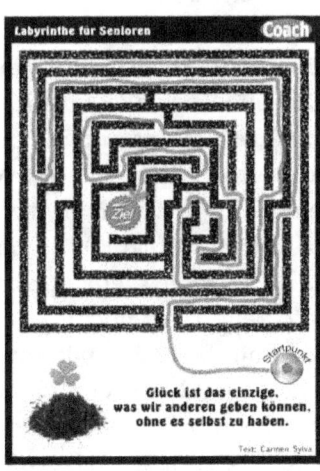

Seite 37
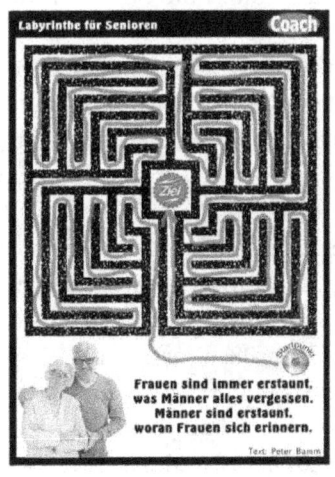

Seite 38
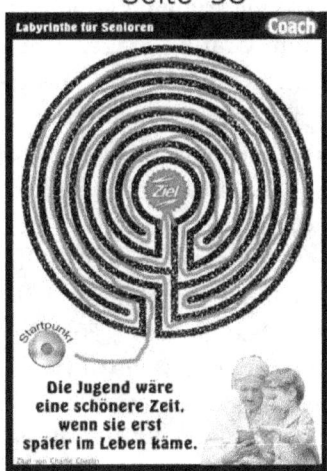

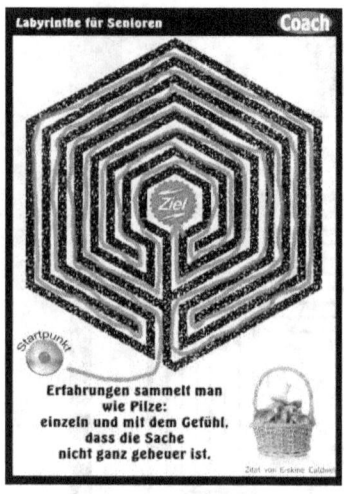

Seite 39

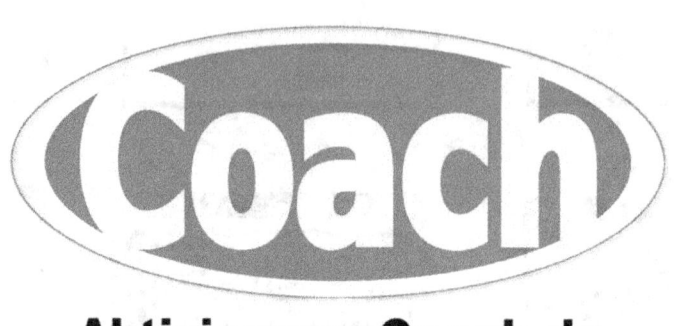

------------------------------   ------------------------------

----

Quellenangabe:

Autor: Denis Geier, Buchcover Foto auf Vorderseite "Frau": seventyfourimages © envato.com, Buchcover Foto auf der Rückseite „Augen": Rawpixel © envato.com, Foto Seite 1: tommyandone © envato.com, Foto Seite 3: photobac © envato.com, Grafik „Fragezeichen" Seite 3 Gordon Johnson © Pixabay, Grafik „Startpunkt" Seite 3 Denis Geier © AktivierungsCoach.de, Foto Seite 4: markusgann © envato.com, Foto Seite 5: seventyfourimages © envato.com, , Foto Seite 6: photobac © envato.com, Foto Seite 7: lisafx © Can Stock Photo, Foto Seite 8: monkeybusiness © envato.com, Foto Seite 9: seventyfourimages © envato.com, Foto Seite 10: vvoennyy © envato.com, Foto Seite 11: halfpoint © envato.com, Foto Seite 12: master1305 © envato.com, Foto Seite 13: Rido81 © envato.com, Foto Seite 14: Wavebreakmedia © envato.com, Foto Seite 15: maxxyustas © envato.com, Foto Seite 16: hemul75 © envato.com, Foto Seite 17: Lifeonwhite © envato.com, Foto Seite 18 & 19: Lifeonwhite © envato.com, Foto Seite 20: amenic181 © envato.com, Foto Seite 21: Fasci © envato.com, Foto Seite 22: Hyrma © envato.com, Foto Seite 23: gresei © envato.com, Foto Seite 24: Alexlukin © envato.com, Foto Seite 25: Pineapple_Studio © envato.com, Foto Seite 26: cynoclub © envato.com, Foto Seite 27: ozaiachin © envato.com, Foto Seite 28: Pressmaster © envato.com, Foto Seite 29: halfpoint © envato.com, Foto Seite 30: stokkete © envato.com, Foto Seite 31: Pineapple_Studio © envato.com, Foto Seite 32: cynoclub © envato.com, Foto Seite 33: Prostock-Studio © envato.com, Foto Seite 34: digitalr © envato.com, Foto Seite 35: Aleks_Sg © envato.com, Foto Seite 36: macropixel © envato.com, Foto Seite 37: Pressmaster © envato.com, Foto Seite 38: photobac © envato.com, Foto Seite 39: karandaev © envato.com, Grafik Labyrinth Buchcover & Seite 3 bis 39 von Collective Offset © envato.com.

www.ingramcontent.com/pod-product-compliance
Lightning Source LLC
Chambersburg PA
CBHW081703220526
45466CB00009B/2867